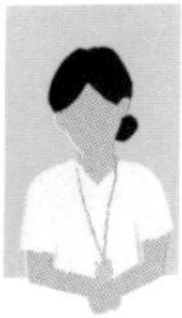

不完美的我，照顧生病的你

在生與死共存的加護病房裡，
告訴自己「不要被打倒，也不要麻木」

李菈昀 이라윤——著
曾晏詩——譯

野人

凡例

1. 本書以作者在加護病房經歷的眞實事件爲背景，但是爲了保護出現於書中的病人、家屬及醫療團隊等人的私生活，因此不公開姓名，細節也經過調整。

2. 本書的外來語標記皆以國立國語院（국립국어원）的外來語標記法爲準則，但醫療現場所使用的部分醫學用語，將採用實際發音和標記方式。

閱讀這本書彷彿我又回到當初在加護病房服務時的感覺，描寫生動，也令人感動。推薦給每位照護夥伴。

——吳孟凌（紅十字會理事、亞東技術學院護理系副教授）

「我們也是人」這個小小的吶喊，這本書讓我認識了護理師的工作和身為護理師的人生。我想為他們獻上我真誠的加油和掌聲。

——讀者 younog61

本書能為在這片土地上奔走的護理師們，提供許多建議和安慰。

——讀者두더지

加護病房護理師的生活和喜怒哀樂，令人感動。

——讀者별빛흑기사

前言——不完美的我，致　帶著病痛的你

「愛哭鬼。」每次只要私底下談到醫院的事我就雙眼泛淚，所以被取了這個綽號。看多了當護理師之前想像不到的事，遇見了許多背負著故事的人，眼淚，也變多了。在眼前發生的生與死，會讓我崩潰，偶爾又讓我麻木，我為這樣的自己感到難過、落淚。

你呢？今天在面對難以獨自面對的事情時，你也會因為束手無策而心生挫折嗎？今天你也遭遇了不公不義、應該被新聞揭露的事情而感到難過嗎？

我曾經因為承受不了，好幾次都想辭職、逃跑，但每次我都會想：「世界上所有的痛苦都是有意義的，經歷這一切後，我將擁有更成熟的人格去理解和照顧那些身心都痛苦的人們。」然後繼續撐著。

這本書，是我在大學附設醫院的加護病房當了五年護理師所累積的感受，以及身經百戰的成長過程。這個世界稱護理師爲「白衣天使」，也將護理師譽爲「南丁格爾」。然而就我所知，「護理師」這個職業不只是圍繞著這些價值和使命感，這份工作，是關於一個不完美的人遇見了病痛纏身的人，並且幫助他、照顧他、守護他，陪著他一起痛、一起痊癒。過程中，我有時會被打倒，有時會爲了麻木自己而刻意逃避，然而，人與人之間的相處又豈能隨心所欲。如果你也像我一樣不完美、不堅強，那麼希望你在讀完這本書之後，能得到一些安慰。

美麗的玫瑰在刺上盛開，
悲傷過後，必有喜悅。

——威廉．史密斯

今天的我亦如美麗的玫瑰爲了在刺上盛開，走在充滿挑戰的路上不斷成長。

目次

第二部 不要麻木

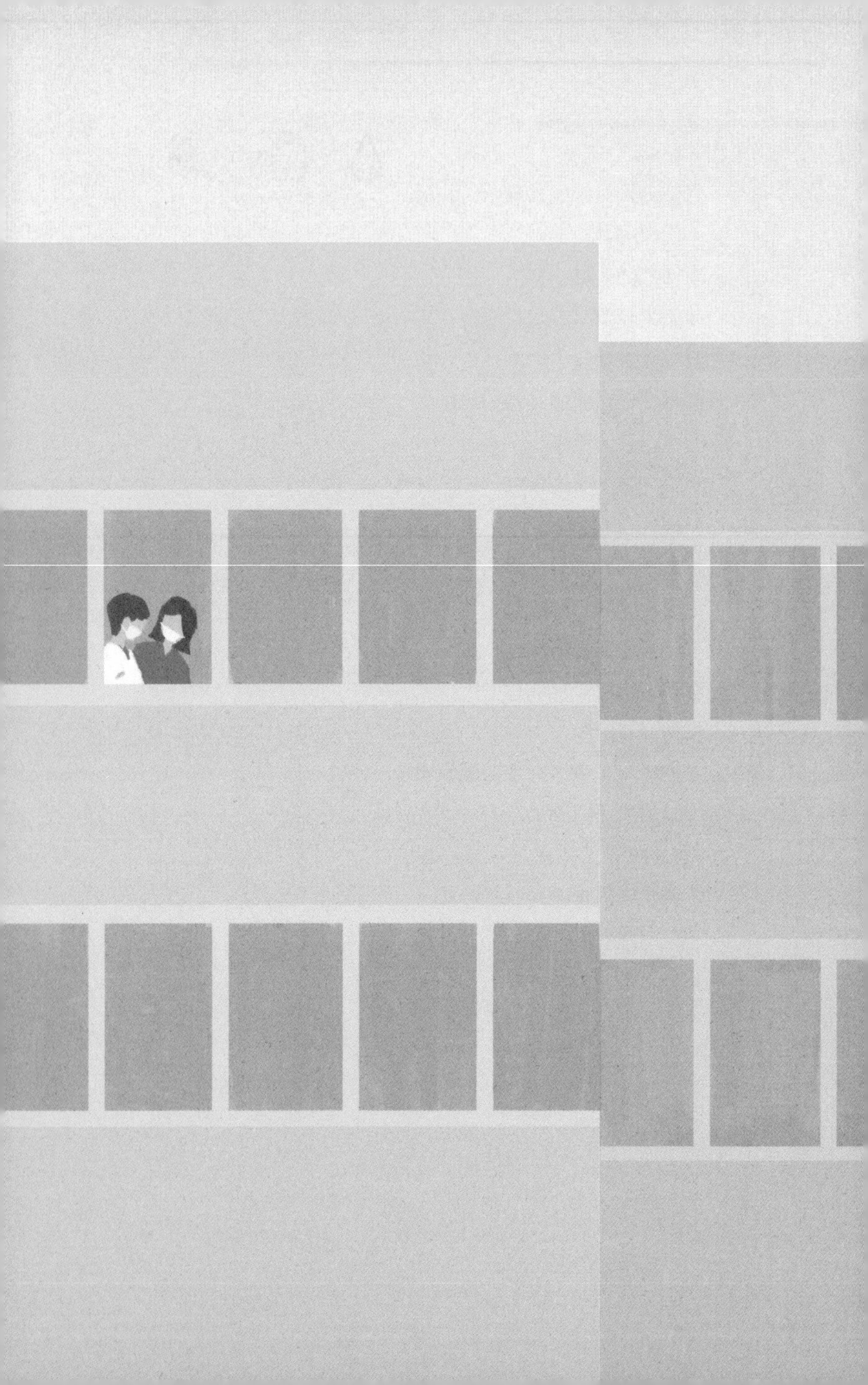

第1部 不要被打倒

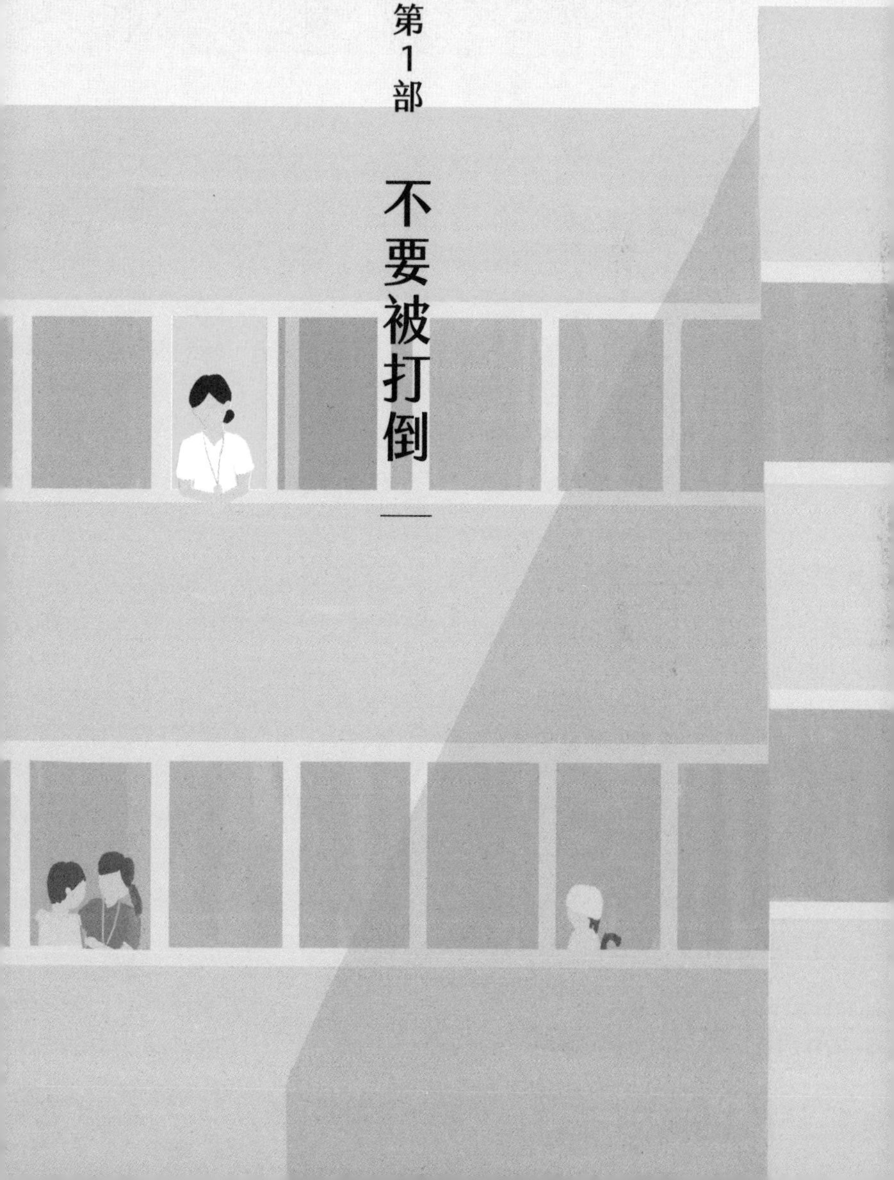

愛憎關係

韓文的애증（aejeung）一般都會想到愛情的「愛」和憎恨的「憎」，是一種又愛又恨的情感。

而我對這兩個字有不同的解釋，雖然寫成韓文都長得一樣，但我所謂的애증是：

愛：愛、親切地對待

拯：拯救、救援

新進護理師一進醫院就會被丟到陌生的環境裡，在摸清自己要做什麼、該做什麼之前，就要開始適應陌生的環境和人事物。醫院會透過臨床輔導員（Preceptor）和新進護理人員（preceptee）的機制，教導新人臨床工作，幫助他們初出茅廬就有不錯的表現，就像去看電影，在電影播放前會一一說明觀影禮儀和火災發生時的逃難方式等。

臨床輔導員的工作就是以輔導員、教師的身分指導新人在醫院的生活。他們總是和新人同進同出，幫助他們熟悉該做的事，並慢慢增加他們能做的工作。對新人來說，臨床輔導員是救星，也是醫院中最常待在一起的親密夥伴。兩者之間形成了我所謂的「愛拯」關係，但同時也是一般人說的「愛憎」關係。

+ + +

我有兩位臨床輔導員。

一位是我剛進醫院時，指導什麼都還不會的我跨出第一步的小媽媽。

以及當我學走路學得差不多的時候，告訴我該怎麼跑的大媽媽。

我先說說小媽媽的故事。

九月，我趁等待期（從錄取到進醫院的期間）在學校當助教，那時我接到醫院打來的電話，要我從十月開始上班。於是我十月一日進醫院，完成新人教育、部門分發，但很不尋常的是，很多同期進醫院的人都被分配到特殊部門（急診室、加護病房、手術室等），除了我之外還有六個人都被分配到加護病房。走進加護病房打招呼的那一刻起，眼前是我從未看過也從未經歷過的光景，簡單來說，這裡就跟菜市場一樣。

通常實習生都會有加護病房實習的經驗，但是我沒有，只是耳聞，並未親身經歷過。我原以爲就跟一般的急診室差不多，然而，加護病房和急診室根本天差地遠，超乎我的想像。當時正值天氣轉涼的秋季，所以幾乎一半以上的病人都掛著人工呼吸器，而且到處都有二十四小時運轉的透析器。實習的時候我從沒見過二十四小時運轉的透析器，課本也只有簡單介紹而已。雪上加霜的是，這裡大部分的病人都沒有意識。我所面對的情況大多超出了實習時的認知範圍，讓我對加護病房的第一印象只有「可怕」兩個字。

新進護理師可以說是從未在任何地方工作過，等於什麼也不會。面對這樣的我，小媽媽從最基本的生命徵象（vital sign）開始指導，接著教我如何測血糖（blood sugar test）、找出靜脈注射時的血管、檢測血液、給藥、注射等，仔細地教導所有事情。此外，加護病房還必須經常進行氣管造口術、置入中央靜脈導管，或經皮冠狀動脈介入*（PCD, Percutaneous Catheter Drainage）等手術，小媽媽也將這些手術的準備過程全部教給了我。

說到加護病房，最先讓人想到的就是人工呼吸器。雖然因人而異，但是使用人工呼吸器的病人至少每兩個小時就要抽一次痰，不然上呼吸道內的分泌物，也就是痰，會阻礙呼吸道換氣，妨礙治療。抽痰的時候常常需要拿掉人工呼吸器，用抽吸導管抽痰，過程中氧氣供給會暫時中斷，加上要把痰吸出來，身體會暫時缺氧，導致血氧飽和度（saturation）不足。有些病人一拿掉人工呼吸器，血氧飽和度便會從80%、70%明顯往下降，如果還要抽痰，就會再下降到60%，病人往往會臉色漲紅，非常辛苦。每次當他們的身體因深受痛苦而劇烈晃動，我都很怕他們嘴邊以膠帶固定的氣管內管（E-tube, Endotracheal tube）會不慎脫落。小媽媽會對這樣的我說過：

「怎樣？你連抽痰都抽不好嗎？」

---

* 擴張冠狀動脈因病變而狹窄的血管，增進血液的流動。

「老師，抽痰好可怕，我怕病人會突然心跳停止……」

「才這樣你就怕了，那你以後要怎麼在加護病房工作？」

這是我必須承擔、也必須堅強起來的意思，爲了保護某個人。

+ + +

接下來要說的是，當我有能力負擔一定基本工作後，讓我負責病人、肩負起責任的大媽媽的故事。

一開始護理長在安排臨床輔導員的時候，大家都很擔心我，因爲我的「大媽媽」是出了名的可怕，甚至大家都在問我會不會很快就喊著辭職，每個人都跑來要我加油。這是一段爲期三個月的教育訓練，護理師必須學習判斷主治醫師的醫囑是否正確、如何使用電腦和診察病人等綜合業務。大家說不定會驚訝，護理師居然需要判斷主治醫師的醫囑，但醫師也是人，總是會犯錯，在緊急狀況下也可能會有來不及確認的地方，所以護理師必須具備批判性思考，要跟醫師一樣了解病人，並做足功課。

教育訓練正式開始的第一天眞的沒在開玩笑的。

「每個病人都巡過了嗎？」

「還沒確認好正規注射藥物嗎？」

「那到現在你都做了什麼啊？」

從老師上班後我就一直被罵，罵得狗血淋頭。

過了一陣子，老師教我用電腦處理工作，可是不久後我要實際應用的時候卻出了狀況。老師叫我自己處理看看，儘管我記得有學過，卻沒記起來，所以操作得很不順利。

「你知道這要怎麼做？」

「……」

「快說！知道還是不知道？」

「老師我不知道！」

「我不是說過不知道就要馬上說嗎？來，你看這裡，從這裡進去，然後點這個……」

老師的嗓門很大，個性又急，每次她問我，我都很害怕，眞想拋下一句「我不做了」就逃跑。可是當我坦白說出「我眞的不懂」、「我沒記淸楚」，她還是會從頭開始仔細解說給我聽，雖然還是很大聲，我也還是很害怕。

有一次我必須在老師面前吊升壓劑，在我準備好輸液要吊上的瞬間，老師問了我一個問題。

「這是什麼藥？是什麼時候用的藥？」

「升壓劑。」

「我們主要使用的基本用量是多少？醫囑應該是多少？」

「是32毫克，可是……」

「我在問你醫囑！」

「……」

我回答不出來。

「（大吼）你到現在連這個也不知道是要怎麼辦？嗯？這不是最基本的嗎？不是

嗎？」

我知道是我的錯，沒錯，也知道這是最基本的，我也應該背起來，可是我卻答不出來。在進醫院前，從來沒有人因爲我做錯事就這樣罵我，**而且最讓我傷心的是，我清楚知道這是我的錯**。我學習的速度是時速一〇〇公里，我以爲自己已經跑得很快了，可是老師期待的是我有時速一八〇，不，是時速二〇〇公里的成長，可是，對我來說眞的太吃力了。

老實說，一開始我也曾心生埋怨，心想：「每次罵我一定要用吼的嗎？一定要說那些傷人自尊的話嗎？」可是大媽媽並沒有放棄我，仍然幫助我領悟進步的方法。我很感謝她默默替我解圍的心意，讓失誤連連的我不至於在其他人面前挨罵。該罵的時候，她是眞的很嚴厲地罵，可是在背後還是很照顧我，讓我倍感放心，也有了繼續撐下去的力量。

+ + +

還是新進護理師的時候我不明白，但就像女兒要等到當媽媽了以後，才體會到身爲人母的苦心，才知道要對媽媽好。等我自己也成了臨床輔導員，才稍微明白小媽媽、大媽媽的用心良苦。

說實話，在我還沒開始帶新進護理師時，已經覺得工作超載，想到在上班時間連工作都無法好好完成的狀態下，還要教導其他人，便覺得這項任務很過分——都已經這麼忙了，實在無法一邊觀察新進護理師，還要一邊教她們。這就跟理論和臨床不同的道理一樣，實際操作比一旁觀看更令人印象深刻。在時間不夠又要帶領新人的情況下，工作只能一件、兩件地不斷累積。

有一次，我叫新進護理師整理我說明的內容之後，便趕著去處理手上的工作。由於加護病房每小時都要確認病人的生命徵象，就請她到資深護理師那裡去看看，但是我忙了好一陣子後她都沒回來，我急忙地環顧四周找人，遠遠就看到她正在挨罵。

「你到現在這個還不會？」

當時我心想，不管怎麼樣新人是我教的，責任也在我身上，於是連忙跑過去了解她挨罵的原因，結果我也和她一起被罵。

我和學姊說：「學姊，是我還沒教她。」說完便把人帶走，重新反覆地教她剛剛遭到指責的事情。剛開始的時候，我連自己的工作都不能做，遇到這種情形只能說是身心俱疲。

說自己一點也不覺得煩是騙人的，懂得察言觀色的新進護理師說不定也發現了，但我不是討厭她，反而還擔心她誤會。然而與此同時，我也在她身上看到過去同樣曾是菜鳥的我，那個曾經看著老師臉色想著「老師是不是因為討厭我才這麼生氣？」的我。於是我漸漸理解了新進護理師的心情，也開始擔心起她未來的護理師之路。

「雖然我教了這孩子怎麼走路，但是她離開我之後，也一樣能好好走下去嗎？」所以，即使看到學妹做得很好，我也會不安，總是抱著想多教她一點的心情說了一堆，卻也擔心究竟她跟不跟得上。我自認教她是希望她不要再挨罵，但我也在想，這樣是否也會傷了她的心。

就算新進護理師能夠獨立作業，但是看到她們被人責備的樣子，我總會抱歉又難過地想：「是因為我教錯了，才害她被罵的嗎？」這不禁讓我覺得，是不是我不夠好，才害她被罵？因此，即使我已不再是她的臨床輔導員，一起值班的時候我還是會格外用心觀察她的狀況。

有一次下班後，我們一邊吃飯一邊聊天，當時我問了她一個問題：

「你覺得加護病房讓你感到最辛苦的事是什麼？我自己覺得，好像被關在一個空間裡，就跟地獄一樣。」

「學姊，我覺得看到病人去世是最辛苦的。看著病人死去也很辛苦，處理死者也很辛苦，下班後回到家入睡後，夢裡不斷重播那些場景，讓我即使睡著了也不像在睡覺。」

她還說，很害怕自己一個小小的失誤就會讓身邊的人陷入危險。加上自己的腰不好，又要固定巡房，工作的強度高，還要念很多書，這些都讓她覺得加護病房異常難熬。聽完她的話，突然覺得她就像我的妹妹一樣，於是我不捨地說：

「其實看到你撐了下來，我真的很感激，也覺得你很棒。但這只是我的一己私欲，所以，如果你覺得『我撐不下去了，精力和體力都到了極限』，到時候你毫不猶豫地離開也沒關係。不要因爲害怕辜負身邊的人而硬撐，反倒把開啟新挑戰的力氣都消磨掉了。離開之後，重新開始就好。在這裡撐不下去而離開，並不代表你就失敗了。」

於是過了一段時間，終於下定決心遞辭呈的學妹聯絡了我。

「學姊，我這麼做眞的對嗎？想到眞的要離職，又覺得自己好像想錯了。」

我回答她：

「既然已經做出選擇，也已經決定了，就頭也不回地走你的路吧。關上一扇門，新的門才會打開呀。」

撇開白衣天使的身分，我們也是人

「就算我做出無理的舉動，你也要懂得體諒啊，因爲你是護理師耶。」

如果問我在醫院有沒有犯過什麼大錯，應該就是這件讓我徹底崩潰的投訴經驗吧。

「我還要繼續當護理師嗎？」

「我工作成這樣是爲了什麼呢？」

「我二十幾歲的花漾青春都奉獻在這個工作上，邊哭邊挺過來，我到底都做了些什麼？」

這件事讓我產生了這些疑問，對我自己的人生拋了一個問號。

一般來說，早班大約是五點四十分要值班，確認病人狀況和交接之後，再完成基本的例行工作，就到了巡房的時間。巡房結束後，主治醫師的醫囑會有很多修改，也會有很多情況需要委託其他科（例如住院病人本來是掛神經外科，但是可能出現呼吸相關問題，因此需要委託呼吸胸腔內科來診察），所以要長時間坐在電腦前。接著還有換抗生素、細菌培養、血液培養、輸血，以及調整人工呼吸器，腦袋裡都是排排站的待辦事項。加上一名護理師要負責四名病人，每小時都得確認他們的生命徵象，手上的工作堆積如山。

或許大家會認爲照護三、四個病人有這麼困難嗎？但是加護病房的病人大多是重症，我必須成爲他們的手和腳。有很多戴著人工呼吸器的病人因爲插著氣管內管無法說話，所以如果病人是有意識的，就要知道他們的眼神在要求什麼，並且幫他們解決。另外，由於很多病人無法維持基本的血壓、體溫、心跳數、血氧飽和度而來到加護病房，我們必須不斷進行額外的緊急處理，忙到眞的連喝水和上廁所的時間都沒有，甚至連「想上廁所」這樣的念頭都忘得一乾二淨。這裡的工作，就彷彿有個人往沒有底的甕裡不斷倒水，卻對我說「你要好好堵住，別讓水流掉！」一樣。

加護病房規定一天只有兩次探病時間，除非病人去世，家屬都必須在規定時間才能進來。每天探病時間一到，家屬就會一窩蜂地湧入。有一次，一位五十幾歲的男性突然因爲腦中風而住院治療，就算當場施予刺激也幾乎沒有任何反應，接近無意識狀態。那天，當我埋首於工作時，已不知不覺來到中午的探病時間。

當時我正在確認另外一位病人的生命徵象，忙得不可開交，他的血氧濃度有點下降，我正要爲他做血液氣體分析（BAG, Blood Gas Analysis）。這時，那位五十幾歲病人的家屬走過來對我說：「護理師，我爸爸……」由於我正專心做著手上的事，便回答：「請您回到位子上，我會過去。」接著繼續把事情做完。向主治醫師報告後，還有後續的工作，所以又花了點時間，於是那位家屬再度走了過來，我便又回答：「我會過去。」只有趕快處理完手上這件事，才能對家屬多做一點說明，所以我的心裡也很著急。

工作簡單告個段落後，我就去找那位病人，他的家屬說：「我爸爸好像有一點發燒。」所以我又檢查了一次不過幾分鐘前才檢查過的生命徵象，結果病人的體溫反而比一般人還要低一些，我便向家屬說明：「您爸爸沒有發燒，體溫甚至還比其他人低一些，所以我替他蓋了兩件被子。」她一聽，就突然摸起病人的頭、腿等部位，反覆說著「好像在發燒」。我只好在她面前又量了一次體溫，並把體溫計給她看。即使如此她仍堅持病人在發燒，不斷喃喃自語著，於是我把體溫計放在病人前面，請家屬自己量看看。

雖然這應該是護理師的工作，但是我認爲把沒有發燒的人報告給主治醫師，請他開藥；或是病人體溫低，卻把他的被子收起來，或拿冰袋給他退燒，這個邏輯應該不對。因此我希望他們就像自己在家量體溫一樣，親自幫病人測量。

家屬聽了我的話之後，卻開始大吼大叫，指責我態度不良，於是我回答：「病人明明沒有發燒，難道我要順著您的意說『好像發燒了』嗎？因爲病人沒發燒，我才會說沒發燒，但是您一直說發燒了，我還能說什麼呢？所以我才請您親自爲病人量體溫。」

遇到這種情況，我到底該怎麼回應，又該說什麼呢？

最後我和家屬大聲爭執起來，護理經理（Nurse Manager）也過來詢問事情的始末，後來我雖然說了「抱歉，讓您感到不開心」，但是一點也不覺得我錯了。下班後，我接到護理長的電話，她問中午探病時間和○○○病人的家屬發生什麼事情，那名病人的家屬投訴我。護理長要我趁事情還沒鬧大前，向他們道歉。聽說，他們在投訴時希望護理師能眞心誠意地道歉。

總之，不管有什麼理由，身爲醫院職員，我也責無旁貸，沒控制好情緒，說話太直接，於是晚上便和護理經理一起回到醫院道歉。護理經理也說，只是道個歉，趕緊把這件事好好收尾。家屬翹著腳，一看到我們來，便不客氣地問我們來做什麼。

「我是來道歉的。」

「道歉？幹麼來道歉？」

家屬又開始破口大罵，一副不會要求我道歉的樣子。然而責任在我，我仍是說了對不起。接著她用挖苦的語氣說「這算什麼道歉」、「不用道歉了」，又叫我回去，邊說邊用手指著我，甚至還說半語*。

雖然我是去道歉的沒錯，但我也是人，家屬的行爲讓我很難受，所以我不想向她道歉了。對方也還沒準備好接受我的道歉，就算我道歉，她同樣不會接受。

或許是表情掩飾不了情緒，家屬又開始找碴，對我說「來道歉的人這是什麼態度」之類的。一開始我只是靜靜地聽，但是我太好奇她到底想要我怎麼道歉，於是問她：「那我應該怎麼道歉才對？」

「跪下來啊。」

「……」

我不發一語，雖然看不到自己的表情，但是我知道已經失控了。家屬是病人的女兒，看起來和我年紀相仿。老實說，聽到對方要求我跪下來道歉的時候，我心想：

* 半語，韓語的話階，通常對身分、年紀比自己低，或是很熟識的朋友使用。若是對不認識或初識的人說半語，是極為不禮貌的表現。

「為什麼我要做到這個份上！」

「因爲你那種態度，我奶奶還說，是不是因爲她穿得寒酸才被人看不起。」

「雖然我不記得奶奶穿了什麼衣服，但是如果讓您們有這種感覺，眞的很抱歉。」

我一直不斷道歉，但對方仍然不願意接受，持續用半語指責我。眞的心好累。聽到最後，對方的話語實在讓我忍無可忍。

「就算我這麼做你也應該體諒！因爲你是護理師。」

這句話讓我五味雜陳，也讓我開始懷疑起自己的工作。當我正打算說「話不是這樣說」的時候，護理經理戳了戳我制止下來。事情越來越糟，最後對方也不打算接受道歉，我和護理經理只好離開了。

我們向護理長報告剛剛的狀況，護理長說：「就說聲對不起，安撫一下對方就好啦。我們也不是怕她，是不值得浪費體力和他們耗。」這段話讓我好虛脫，只因爲怕事就要我保持低調，不禁讓我懷疑「我在這裡幹麼？我爲什麼要當護理師？我爲什麼要讀書？」

最後，這個問題移交顧客服務中心，醫院也從未問過我事發狀況，只說要解決家屬的投訴問題。等事情快落幕時，醫院才打給我說都解決的差不多了，對方僅要求再道歉一次就好。

經過了這件事，我想著「難不成眞的要辭職？」，想了很多，也哭了很多，對人生一切感到懷疑，也花了許多時間捫心自問。最後，我的結論是，就算不要做了，也不該是因爲發生了什麼事，才逃跑似地辭職。

還是新人的時候我很常哭，當初也爲了當上護理師念了很多書，並熬過痛苦的訓練期，如果辭職並非我自願，而是像被人趕跑一樣，將來我一定會後悔到不行。所以，就算我已經有99%的決心提出辭呈，仍是決定先別這麼做。

這件事發生時，護理長曾對我說過一句話，到現在我都還深深記在心上。

「爲什麼要做一百分的工作，卻只得到二十分的肯定呢？也是有人只做二十分的工作，卻拿到一百分的肯定啊。」

日後回想起這件事，我才領悟到，不只是行爲與心態，說話也是很重要的。或許當時家屬們想聽到的，只是一句「我會再多注意一下」這樣溫暖的關切也說不定。

不只是萬事通，也是神力女超人

「電視遙控器壞了，不能用，幫我修。」

「我知道了，我現在很忙，請稍等一下。」

這是我的大學同學在病棟工作時遇到的事情。有一次我們見面聊天，她說，有個病人需要動緊急手術，她正忙著找血管做靜脈注射和檢查抗生素反應。就在這時，隔壁病房的病人跑過來，手上拿著遙控器，突然就要她修理。

而我遇到的狀況是，有天我需要爲戴著人工呼吸器的孩子進行呼吸器治療，可是爲難的是眼前只有成人用的設備，煩惱到最後，我們決定自己做。剛開始以爲行不通，但是學姊馬上就試做了一個，經過幾次修正，終於成功替孩子做了呼吸器治療。

我們一來一往聊著自己遇到的事情，聊到後來，說到護理師就像是一張「網」。

「護理師，爲什麼檢查結果還沒出來？」

「護理師，我想用這個藥，保險最多可以給付幾個呢？」

「護理師，剛剛報告的病人怎麼樣了？」

「這種情形內科一般會怎麼做？內科護理師的分機幾號？」

+ + +

簡單來說，護理師連結了醫院的一切。醫師會詢問檢查進度是否能加快、想用藥但是保險可以給付幾個、病人的基本資訊，以及任何與病人相關的事；或是每當病人情況不好，如果醫師不在場無法馬上確認，護理師也必須用電話即時報告。此外，病人也會好奇要檢查到什麼時候、要做多少檢查、結果什麼時候出來，畢竟他們也想知道有哪些資訊可以用，所以護理師必須擔任中間人的角色。

在病人狀態不好，需要做檢查的情況下，如果無法馬上排程，就要打電話到檢查室確認，告知病人病況不佳，是否能快點安排。以及，若是主治醫師詢問爲什麼血液檢查結果還沒出來，也要聯絡檢查室，請他們快點處理。還有，當病人血小板數值下降，就要輸注血小板濃厚液（PC, Platelet Concentrate），如果數值在五萬以下，保險可以給付幾%；或是在開高價藥品的時候，依據病人的主診斷爲何，保險分別可以給付多少。護理師也必須知道，當病人的白蛋白（albumin）數值下降，需要注射時，保險給付的是20%還是5%，如果不清楚，就必須向保險科確認。

護理師要知道的事情還不只這些。因爲加護病房的探病時間限制一天兩次，家屬無法常駐，只能在外頭等候，因此他們就等於是將自己的家人寄託在這裡。也就是說，護理師就是病人的監護人。加護病房並未另外設置廁所，加上病人身上有很多儀器，也不可能帶著那些儀器如廁，所以他們必須包著尿布，在床上解決大小便，而護理師的其中一項工作就是幫他們替換尿布，而且每幾個小時就要幫病人翻身，以免長褥瘡。若病人有尿布疹，就要向主治醫師報告，照著醫師的處方幫病人塗藥。

若病人無法自行用餐，護理師也要幫忙，如果菜裡面有海鮮或肉，也要先把魚刺、骨頭挑掉，避免病人噎到。有的病人長期住院，時間一久頭髮就會出油，護理師就得用不需沖洗的洗髮精幫他們洗頭，再用濕紙巾幫他們擦臉、擦身體。

護理師也要處理大量的家屬投訴。

「我媽媽動完手術之後，主治醫師都沒來，他會來嗎？」若是家屬提出疑問，護理師就要打電話給主治醫師確認。

「我在手術中，不能去。」雖然主治醫師一句話就把電話掛掉，但是我必須向家屬說：「主治醫師說他在動手術，現在沒辦法過來，您晚上探病時間還會來嗎？我再跟醫師說一次，請他過來和您面談。」然後再傳簡訊給主治醫師：「〇〇〇的家屬說您還沒跟他們面談過，晚上探病時請您務必來一趟。」

若加護病房發生需要做CPR（心肺復甦術，Cardiopulmonary Resuscitation）的狀況，在主治醫師抵達之前，護理師的任務就是將病人救活。若病人心跳停止，就馬上執行心臟按摩，哪怕只是做了幾下，我從病床下來時手腳都會發抖。在主治醫師抵達前，我們的動作都必須不斷進行，而且必須做好準備，讓醫師一到就能馬上處理。這樣，所有工作就結束了嗎？不。若是遇到當天有院內講座，就得出席湊人數，明明下一秒眼皮就要撐不住了，還是得坐在講廳內。

最近網路上有一則消息成爲大家熱烈討論的議題。某間醫院辦活動時，竟要求護理師穿著短裙跳舞。看到衆人議論紛紛，我心裡卻想：「爲什麼那時候我只覺得奇怪，卻不覺得是個問題呢？」同時，我心裡也痳痳的，因爲那間醫院並非特例，很多醫院都會公然要求護理師這麼做。

大學時期和我最要好的同學不過才進醫院一個月，就必須爲了院方活動準備才藝表演。當時她分配到的單位隨時都有病人處於生死交關，不但要忙著適應，更怕因爲自己的一點小失誤就造成傷害，壓力大得喘不過氣。然而在這種情況下，居然還被要求準備表演，她聽到都要暈了。

「每個人要輪三班，居然還要準備才藝……而且還得和其他部門的同期同事一起準備，這說得過去嗎？」

從「無」到「有」準備才藝表演實在說不過去，所以大家混一天是一天，打算拖到活動當日再說。護理長看不下去，問她：「你們有在準備嗎？上台要穿什麼衣服？」還不斷地施壓。

每個人的排班時間都不同，甚至要讓十幾個人聚在一起都不容易；每個人的睡覺時間也不同，彼此的意見很難交流分享。時間一點一滴流逝，督導的護理長或許也想著再這樣下去會開天窗，於是在活動倒數一週前，決定調配大家的工作時間，並送所有人去舞蹈學院。早上上班，下午下班後到舞蹈學院練舞，隔天四點半又要起床去上班，就這樣持續了一個禮拜。

爲了熬過非自願的才藝表演和額外工作，大家都是腦袋空空地度過這段時間，到了表演當天，連服裝都是護理長幫忙借來的。大家頂著有如米老鼠的髮箍，還得在十一月的寒冷天氣中穿著薄T、短裙。天空下著毛毛雨，又因爲是登山活動，表演地點就在山上，更是冷到讓人受不了。

活動可以喝酒，來參加的人們都在台下吃吃喝喝，到了活動尾聲，甚至有醫院高層喝得大醉，跑上表演舞台，喊著「抱一下嘛」，可說是醜態百出。主持人和醫院人員爲了讓活動順利結束，更是吃了不少苦頭。

聽了這件事，讓我突然認清，自己被護理師這個漂亮的頭銜騙了。我選擇護理師，是因爲這是一份專業工作，然而護理師在韓國所受的境況和待遇——甚至連醫院都只是把護理師當成工廠的生產線——都是我當上護理師之後才知道的。雖然護理師被迫要才藝表演的這項潛規則，因爲最近鬧得沸沸揚揚而幾乎消失了，但目前仍未有法定框架或足夠的大衆認知能保護我們。護理師只能眼睜睜看著彼此被逼得走投無路，讓人感到心疼惋惜。

歸零
Zeroing

一個人所能犯下的最大錯誤，就是害怕犯錯。

——阿爾伯特·哈伯德*

急診室打電話過來，說現在病人太多，有兩名病人需要臨時動手術，問我們能不能先接下術前準備。我們答應後，便急急忙忙開始準備。負責的護理師準備手術同意書，還是新進護理師的我拿著手術要用的18G靜脈留置針†，正打算進行術前的抗生素反應檢查。

這時，學姊問我：「這個抗生素要做反應檢驗嗎？」雖然我知道檢驗的程序，但想到曾經因爲抗生素反應檢驗而被罵，腦海不自覺產生了「難道這個抗生素不用做反應檢驗嗎？」的疑問，因此回答得很沒自信，小小聲又支支吾吾地說：「要做……」

「是確定要做，還是不用做？」學姊又問了一次，我仍是沒把握地說：「要做……不是嗎？」畢竟是緊急手術，必須快點準備和檢驗，可是時間一點一點流逝，我的心裡也越趨不安。就在這時，學姊說：「那你現在做做看。」於是我就在學姊面前開始檢驗。即使我很清楚怎麼做，可是在學姊的監督下，我壓力太大，對手上正在做的事非常沒把握。最後，雖然做完了抗生素反應檢驗，術前準備也安然結束，順利把病人送進了手術室，但是看到自己每次都因爲怕被罵而畏手畏腳、缺乏自信的模樣，心裡眞的十分難受。

---

* 阿爾伯特·哈伯德（Elbert Hubbard, 1856~1915），美國著名的出版人和作家。代表作為《送信給加西亞》（A Message to Garcia）。

† 靜脈留置針的尺寸有16G、18G、20G、22G、24G等，數字越小越粗。

＋　＋　＋

在我還算是新人，剛開始獨當一面不久的那段期間，不管再怎麼奔波忙碌、埋頭苦幹，總是覺得時間不夠用。因爲工作還不上手，也還不熟悉電腦業務，每當我完成第一順位的工作，準備進行第二順位的工作時，另一個第一順位就會出現，所以我只能把第二順位的工作再往後推。如果總共有第一到第五順位的工作，我就只能做到第一或第二順位，要是有新工作出現，可能連第一順位都來不及好好做，就要趕去做其他事情了。這樣下來，工作就會漏洞百出，只得在下一班同事來之前，趕快找到漏掉的地方補上。然而，還是有不少漏洞經常從我的眼皮底下溜走。

「執行紀錄漏了，請幫我補上。」

「給藥紀錄單也漏了耶，這是什麼時候給的？」

「臨床觀察紀錄單上，這藥計算過了嗎？」

漏掉的東西一個個被點出來，多到我還會忘掉其中一兩個，於是每天挨罵，心裡也不斷自責：「爲什麼我做不到？爲什麼我記不起來？」工作時，人難免都會犯錯，可是護理師這個職業本身不允許有失誤，資深的學姊也曾嚴厲訓斥我以後不要再犯這種錯。即使我犯的錯實際上不會有危害生命的風險，可是每次挨罵完，仍會覺得一切都是我的錯。加上，被罵了之後，心神不寧，更是無法專注手上的工作。若發生和之前一模一樣的狀況，明知只要按照自己知道的來做就好，可是想到之前挨罵的經驗，又會自我懷疑是不是又做錯了。明明只需要確定一次的事情，變成要確認好幾次，於是又拖延到了工作。

+ + +

戴著人工呼吸器的病人，自主呼吸經常和呼吸器不同步，爲了治療這個狀況，一般會使用鎮定劑，但病人也會因鎮定劑的副作用導致血壓下降或體力低落，爲了以防萬一，我們還會準備中心靜脈導管。此外，當人工呼吸器強制協助病人呼吸時，他們沒辦法自行調整呼吸，所以當自主呼吸和呼吸器彼此衝突時，也會導致體內的血氧飽和度下降。若是發生這種狀況，病人經常會因爲太過痛苦和喘不過氣，下意識地想扯掉氣管內管，所以我們在家屬的同意下，通常會幫病人綁上約束帶。

有一次，一名戴著人工呼吸器的病人因爲呼吸困難，不斷掙扎，於是我就幫他做動脈血氣體分析（ABGA, Arterial Blood Gas Analysis），看了結果後，我正打算和主治醫師一起調整，病人卻在綁著約束帶的情況下把氣管內管扯掉了。一般來說，置入氣管內管後，會由氣球幫浦打入空氣，並固定在喉嚨，所以沒有那麼容易拔掉，可是這位病人還是拔掉了。本來他因爲呼吸困難而掙扎著，血氧飽和度已經降到80%以下，現在氣管內管被拔掉，血氧飽和度更是一路掉到70%、60%。

當時一起值班的護理師全都靠過來，一個人擠壓ＡＭＢＵ（人工急救甦醒球，病人呼吸中止時所使用的急救配備），另一個人抬起病人的下巴，讓氧氣罩貼合臉部，使氧氣能順利進入肺部；還有一人準備重新插管，另一個人拿來急救藥物，以備不時之需。而我身爲負責該病人的護理師，則是馬上向主治醫師報告。

「醫師，病人自己拔掉氣管內管。」

「怎麼會這樣？趕快幫我準備重新插管。」

「雖然已經用了約束帶，但是病人折起身體……把氣管內管拔掉了……」

主治醫師氣喘吁吁地跑來，重新進行氣管內插管。狀況告一段落後，我被學姊訓了一頓：

「如果你有把約束帶綁緊，就不會發生這種事了！大家都很忙，你還搞這一齣？以後要再三確認！」

一開始聽到這些話，我總會自責「應該要好好確認，應該要把約束帶綁緊……」，病人若要拔掉氣管內管，需要很大的力氣，但也有人一點一點悄悄地用舌頭把插入氣管內的導管給推出來，或是把自己的身體折起來，讓手可以碰到。也由於每天有太多事讓我挨罵，我的自信也一落千丈，對自己所有工作都喪失了信心。可是，我突然轉念一想——

「如果我沒了自信，又有哪個家屬會把家人交給我呢？」

「我要怎麼向那些把重要家人託付給我的家屬交代呢？」

之後每天下班，我都會盡量複習當天犯的錯以及挨罵的原因，然後將一切都歸零。因爲我想撐下去。這麼做，並不是爲了什麼都不想、什麼都不反省，而是我決定不要一直想著已經過去的事，深陷其中不斷自責。

在加護病房，我們會用中心靜脈導管確定中心靜脈壓（CVP, Central Venous Pressure），也會用動脈導管（A-line，在動脈內插入導管，並連接螢幕持續監測血壓或脈搏等）查看血壓和採血，若測定數值不正確，就會重新設定、歸零。

像這樣**在結束一天後，確實反省做錯的事，並且自我糾正，將恐懼歸零，讓一切從零開始，是為了把多餘的情緒歸零。**我決定，與其害怕「因還未發生的事被罵」，或害怕「該做的事沒做」，還不如好好處理這份「擔心這些事會發生」而產生的恐懼。

我是個闖禍精

當我還在大媽媽身邊學習，快要可以獨立照護病人時，其實心裡很想頭也不回地逃跑。成爲某個人的監護人、爲他負責，這個擔子太重了，我沒自信承擔。我只覺得憑我現有的知識、經歷、經驗，實在不夠。

我剛進醫院那時候，用的還是手寫記錄和處方傳達系統（OCS, Order Communication System），病人資料或醫囑可以用電腦看，生命徵象或病人委託則都用手寫記錄。確認完病人資料，收到主治醫師的醫囑後，若是想在電腦上處理，就必須學ＯＣＳ。當時我好不容易學會，但是當我獨立之後，系統卻改成了電子病歷（EMR, Electronic Medical Record）。換句話說，就是我已經學會騎三輪腳踏車，現在卻得自己學兩輪車。

剛開始獨當一面的我，就好像出沒在病房的佛地魔。病人的狀態本來都很好很穩定，但只要輪到我值班就會出問題。正常的心跳速率爲每分鐘60到100下，但我的病人甚至會跳到200下；明明血氧飽和度是100％，我來了之後卻掉到80％。事情持續超出我所能承擔的範圍，受苦的也只有和我一起值班，以及接下來和我交班的同事。病人情況穩定的時候我就已經落東落西了，要是忙起來，再加上不夠熟悉，那麼又該落掉多少事情呢？

＋　＋　＋

有一位病人因爲肝不好，住院的時候原本是掛消化內科，後來爲了接受肝移植手術，便轉到外科。水腫讓他全身腫了起來，看起來緊繃繃的，腿也跟象腿一樣，並且全身黃疸。由於血氧飽和度難以維持，於是幫他戴上人工呼吸器，將FiO2（呼吸器的氧氣濃度）調到100％，也就是最高值，但他的血氧飽和度也只能維持在60到70％這個區間。

這位病人在等待肝臟移植，直到有腦死病人捐贈肝臟以前，無論如何都要讓他活下來。即使人工呼吸器已經開到最大值，但是幾乎每隔十分鐘他的狀態就會惡化，和家屬討論後，甚至提出要裝葉克膜（ECMO, Extracorporeal Membrane Oxygenation，體外膜氧合機）。印象中，我只有在大學時看過書上介紹，但受訓的時候從來沒看過，原本應該著手準備和記錄，可是我連治療數值該怎麼輸入、葉克膜有哪些模式都不知道。

當下，一提到葉克膜，我便毫不猶豫地跑去胸腔外科，請他們準備裝置。病人的狀況惡化，不但要忙著治療，還需要準備使用葉克膜，眞的忙到分身乏術。我發瘋似地跑來跑去，準備、設置裝置，就連手術的時候也在煩惱該怎麼做紀錄。這些對我來說都是初體驗，沒有任何一項工作是我會的。

手術結束後，本以爲整理得差不多了，結果還有一堆確認機器是否正確運作的血液檢查在等著我。在一個程序結束之前，下一個程序就已經被我延宕了。爲了不讓下一個班次的同事困擾，我飯也沒吃，廁所也沒上，只顧著到處奔波。但是，要把我不會的工作做到完美，眞的太勉強了。

因爲我只在書上看過葉克膜，從未實際使用過，所以一直在心裡想著自己是否做對了，也因爲不熟悉，導致失誤連連。和我交接的同事雖然沒看到當下狀況，卻要和我一起處理我沒頭沒腦完成的工作。同一時間該做的工作全被我延宕，如果這時候還發生緊急狀況，就眞的是雪上加霜了。那時候的我，工作不熟悉、知識不夠、經驗不足，根本是個闖禍精。由於我眞的很過意不去，所以希望自己至少能做好一件事，什麼事都好，結果，整理的工作還是落到了學姊身上，眞的是罪該萬死。

+ + +

由於新人時期我不知道自己該做什麼，CPR是讓我最慌張的時刻。我連一件事都做不好，因此也無法積極參與，可是既然狀況都發生了，我還是不得不參與。已經一起工作一段時間的學姊，即使沒人交代她要做什麼，也會視情況讓自己有事做，絲毫無一刻空閒。

每當護理師發現需要做CPR，就會先喊：「這裡CPR！」大家知道後，她就會馬上進行心臟按摩，或是提供氧氣。其他護理師則將緊急藥物和氣管插管需要的東西準備好，並且負責病人的氧氣、擠壓AMBU，或執行心臟按摩。另外，還有一名護理師要負責廣播「Code Blue*」。這個情況下，大家都在倉皇奔走，而我卻只是左顧右盼，不知所措，成了妨礙大家的闖禍精。

當我了解加護病房就是會不斷發生這種情況後，便向學姊請教究竟該做什麼才有幫助。我努力地主動找事情做，努力地克服面對狀況的恐懼，當我遇到瓶頸，就在心裡自我催眠：「我可以的、我可以的、我可以的。」「只要冷靜處理就好，情況越危急就要越冷靜……」然後一步一步地成長。現在，雖然有時候我仍然是個闖禍精，但我也同樣不斷在努力。

* 在醫院裡，Code Blue（藍色代碼）是指情況危急，有需要支援搶救的成人病人。

你還好嗎？

「今天一整天，你還好嗎？你有時間想想自己好不好嗎？」

在照顧別人之前，不是應該先照顧好自己嗎？

值班的時候，我會在交接前先巡視自己的病人，一一確認、掌握他們的情況，像是紀錄上的人工呼吸器數值是否和設定數值一致、注射部位是否紅腫或發熱、點滴是否有按照醫囑好好滴注、病人是否有長褥瘡、透析管或中心靜脈導管有沒有跑掉、紗布是否乾淨、做完手術的病人開刀部位的紗布狀態如何、排液管是否暢通、排液的樣子如何等等，甚至說著「今天心情看起來不錯哦」這類的話，藉此掌握病人的心情，和他們聊天、開玩笑。

有些病人意識清醒，但因爲戴著人工呼吸器而無法說話，如果他們看起來不舒服，就要詢問「姿勢不舒服嗎？」「要吸痰嗎？」「要坐起來嗎？」並根據他們的嘴型來猜測。如果是沒有意識的病人，也要時常幫他們變換姿勢，避免長褥瘡。

可是在做這些事情之前，我自己的狀態如何，我過得好嗎？

＋ ＋ ＋

有一次放假，我在家裡伸直了腿看電視，媽媽摸著我的腿問：「你的腿怎麼這麼多瘀青？」

那時我也才第一次發現，大大小小的瘀青居然這麼多，數一數竟有十三個。我甚至沒印象什麼時候弄的，大概是工作的時候跑來跑去，到處撞出來的吧，也只能如此猜測。頓時我想到，自己照顧的病人哪裡瘀青、哪裡受傷，我都會一一留下紀錄，並記在心裡，可是我自己在哪裡撞到、有沒有瘀青卻渾然不知。我最需要了解的是我自己的身體，可是身爲自己身體的主人，我卻對它一無所知。

雖然我努力想了解病人每天的心情如何、對什麼事情感到難過，但我是否曾經像對待病人那樣，想過自己的心情如何、有哪裡不舒服、今天想了什麼嗎？我有聽到自

己吶喊著「我不舒服」的聲音嗎？

曾經，我因爲工作很辛苦，人際關係也很辛苦，壓力到達了極限。很多人常說，就算工作辛苦，但若是同事好相處，班就上得下去，反之若同事難相處，至少工作也得做得上手。可是工作和職場人際都會讓我感到吃力。加上，我不是那種明明不對卻還說「對」的個性，也不會說些諂媚的話討好別人，能走到這一步已是不幸中的大幸。即使面對學姊，我的個性就是該說的還是要說。雖然這看起來是自討苦吃的類型，不過我一點也不後悔。

在被工作和人際不斷折磨的那段時間，有次我睡覺的時候肚子不舒服，突然驚醒過來。那天，是我第一次連續上三天夜班，而且隔天還要再上夜班。我去廁所乾嘔了一陣就回到床上躺著，快入睡的那一刻，又開始乾嘔起來。感覺不只是想吐，而是馬上就要吐出來一樣，我狂奔到廁所，可是什麼也吐不出來，只有口水而已，但是乾嘔卻怎麼也止不住。等到感覺稍微好一些後，我又回到床上躺著，但是嘔吐感再度襲來，只好再跑到廁所，就這樣一再反覆。而且光是乾嘔，就耗盡了我的體力，最後只能在地上爬，不斷地重複來回。儘管醫院就在眼前，但我實在無力獨自前往，只好待在家裡，整整四個小時都只能抱著馬桶乾嘔。當下又是凌晨，也無法聯絡任何人，光是想到要叫救護車，而同事正忙著在危急情況當中奔波，但我不過是乾嘔而已就打電話，就覺得會造成大家困擾。好可怕，我心裡想著，原來孤獨死去就是這種感覺啊。

幸好隔壁住了和我同期進醫院的同事，我用手機看了班表，發現她剛好是早班，現在應該已經起床了，便打電話給她。

「我一直想吐，想去看醫生可是我自己去不了，所以，不好意思，可以請你稍微加快腳步準備，上班的時候順便帶我去急診室嗎？」

同事爽快答應，盡快準備後便到我家來敲門。雖然從廁所到玄關不過幾步之遙，可是當時要我走過去，不，應該說，連爬過去都覺得困難十足。同事進門後，我還是花了許多時間才做好出門準備，也多虧她的攙扶，我才能順利抵達醫院急診室。一路上，我還是持續乾嘔，明明只要三分鐘的路程，卻好像花了十分鐘那麼久，讓我對因為我而遲到的同事感到非常抱歉。她在一旁看我把藥吞下去後，才前往工作的病棟。

我拜託急著離開的她，千萬不要跟別人說帶我來急診室的事，我心想，看個醫師、睡一覺、回家休息一下就可以上班了。如果我缺席，其他同事就會在凌晨接到臨時代班的電話，而毀掉了珍貴的休息時間。

打了點滴後，我不再乾嘔，感覺也舒服了一點，但因爲我是醫院的員工，當下總覺得有點尷尬。筋疲力竭地結完帳後，我回到家躺在床上睡了一下。不久，手機開始一直響，我沒確認來電號碼就接起來了。

「葳昀，你還好嗎？」

「咦？」我看了手機才知道是護理長辦公室的號碼。

「我聽說你凌晨掛急診，是哪裡不舒服嗎？」

「沒事，我晚上一直乾嘔，停不下來，所以才去醫院的，現在已經沒事了。」

「你可以上班嗎？」

「可以，我睡一下就要上班了。」

「眞的可以嗎？」

「嗯，我會去上班的。」

「你今天還是好好休息，明天上班的時候見吧。」

「今天嗎？可是我不上班的話，其他人就要代班不是嗎？」

「你就好好休息，明天再上班吧。」

護理長說完便掛了電話。因爲我不想打壞別人的休息時間，才刻意不讓醫院知道的，儘管如此，我還是非常感謝護理長要我休息。感謝她讓不該休息的我，能夠破例休息一次。

+ + +

有一天，我值班的時候發現同事的臉色蒼白，看起來不太好。「你哪裡不舒服嗎？臉色怎麼這麼難看？」正當我想這麼問時，我看到了同事的手。她一手忙著用電腦，一手打著點滴。原來她一整天肚子都不舒服，頻繁地往廁所跑，因此很難顧好工作，最後，只得一邊打點滴一邊工作了。雖然自己的身體都快撐不住了，但是爲了照顧比自己還嚴重的病人，爲了履行自己的義務，她仍是盡心盡力。

還有一天，我值夜班，才剛到沒多久就開始變冷。我在短袖制服外加了一件針織外套，還拿了熱敷袋試著讓自己暖和起來，但身體還是抖得越來越厲害。由於每個小時都要替病人量體溫，實在太過忙碌，以至於我完全沒想到要幫自己量。等到快下班的時候，交接完畢，緊繃的神經才終於得以放鬆，不知道是不是因爲這樣，我開始覺得暈眩想吐，身體也抖得更嚴重了。這時我才趕緊幫自己量體溫，一量竟是三七·七度。「嗯，這樣應該只要吃一下退燒藥、沖個熱水澡，再睡個覺就可以了。」我這麼想著。於是下班一回到家，我就打開熱水墊和暖氣，洗完熱水澡後，隨即躺下來睡覺。熱水墊的熱氣雖然溫暖，可是我反而抖得更厲害了，但可能是上夜班的緣故，我還是很快就睡著了。

大概過了兩小時左右吧，我全身上下被汗水浸濕，冷得受不了而睜開眼睛。我打算把熱水墊和暖氣再開得更強，躺回床上，卻突然開始擔心還要上夜班，不知該怎麼辦，一瞬間太難過，竟忍不住泛淚了。我忘了，護理師即使生病也無法心安理得地請病假，想著想著就覺得自己快要窒息了。

大概又睡了四小時，再睜開眼時，雖然身體已經不像剛才那般打顫，但是全身冒著冷汗，連坐著也相當吃力，一想到當天還要值夜班，我便煩惱不已。如果我說無法上夜班，就必須有人塡補我的空缺，可是我眞的連站起來的力氣都沒有了，一陣苦惱後，我決定去掛急診，打算先吊個點滴看看，眞的不行再打電話到病棟。一到急診室量了體溫，三八·八度，又做了血液檢查、照X光、尿液檢查等簡單的檢驗後，我打了退燒藥和點滴，並睡了一下，醒來時已經可以正常活動了。領完藥回到家裡，我把飯泡了水來吃，飯後吃藥，又睡了一會才去上夜班，照顧某個病得比我還嚴重的病人。

+ + +

我帶過一位新進護理師，她的心思很脆弱，身體也和心理一樣脆弱。曾經，我看著她生病吃藥的樣子，對她說過這些話：

「如果你覺得這條路不是你該走的路，你眞的再也無法撐下去，我希望你不要往壞處想，隨時都可以走你想走的路。」

「離開這裡並不代表你一定會失敗，你不做這個工作，不代表你的一切就會崩潰。」

「你要先爲自己著想，絕對不要本末倒置。」

「你在，才有病人能讓你照顧。」

雖然聽起來諷刺，但我只能告訴她這些話，要她先照顧好自己的身體，然後也這麼對自己說：我在，才有病人能讓我照顧。

甘願受的傷

有一名病人因爲腦中風，臥病在床將近十年，她本來住在療養院，但病情突然惡化，於是透過急診，輾轉來到加護病房。子女盡心盡力地照顧長期無法溝通、眼神空洞、臥病在床的媽媽。人說「久病無孝子」，但是每次探病時間，家屬從未缺席，我覺得眞的很了不起。

加護病房每天有兩次探病時間，中午十二點到十二點半，晚上七點到七點半。時間一到，門才剛打開，這名病人的家屬便快步走進來，只爲了能多看看自己的媽媽。他一進病房，便向負責的護理師提出一籮筐問題，以上次探病時的情況爲準，從病況的改變開始問，接著朝人工呼吸器東看西看，詢問動脈血氣體分析的結果，問著氧氣數值多少，二氧化碳數值多少，是否要提高氧氣量，並要求立刻重新檢查一次。動脈血氣體分析是在需要調節人工呼吸器時，或是爲了確認治療是否有效而做的檢查，必須有主治醫師的醫囑才能執行，可是那名家屬卻堅持要求檢查。

這位病人的腎功能不好，血壓也不易維持，所以使用的療法是CRRT（Continuous Renal Replacement Therapy，即「連續性腎臟替代療法」，簡單來說就是連續二十四小時透析血液）。持續了幾週後，血壓都維持在正常範圍，我們就向家屬說明要改成短時間透析。更換療法後，在第一次做透析的那天，病人的血壓就掉了。因爲透析是把體內循環的血液抽出，經過機器後再流回體內，即使在機器上設定溫度，體溫和血壓還是會往下掉。也因爲在透析途中，病人的血壓下降，所以我們吊上了升壓劑，就這樣維持著，平安無事地做完透析。由於血壓很快就會恢復到正常範圍，升壓劑也隨之慢慢減量，這時剛好遇到探病時間，家屬進來後到處檢查病人的狀況，當他看到升壓劑，而我正要說明的時候，他便先開口問：「爲什麼要吊那個？」

「主治醫師應該有向您說明，截至昨天爲止都是二十四小時透析，但是因爲要改成短時間透析，所以今天早上……」

「醫師說透析大概是中午時間做，爲什麼是早上做？」

他的問題打斷了我的話。

「如果主治醫師說要做透析，會讓加護病房的病人先做，由透析室的醫師自行決定當天……」我正在說明的時候，他又打斷了我。

「爲什麼要吊升壓劑？」

「唉（大大地吐了一口氣），今天運轉透析器的時候……」正當我要回答——

「你是不想回答嗎？」

他帶著攻擊性的語氣反問，讓我也有點生氣了。

「我也一直想向您說明，可是我話講到一半您就打斷了，也不……」

「不是啊，我就看到吊著沒看過的東西，好奇才問的啊！」

我連「也不聽我說啊」都還沒講完，他又自顧自地說自己想說的話。

「您不是好奇病人的狀況如何嗎？昨天主治醫師也有向您們說明，二十四小時透析已經結束，今天會換成一天只需要四小時的透析……」

「昨天說差不多中午才會開始，怎麼這麼早就做完了?」

「可能會早點做，也可能會晚點做，要看透析的排程。」

「那爲什麼要吊升壓劑?」

「您可以把我的話聽到最後嗎?」

「我覺得你說話讓我很不舒服，難道好奇不能問嗎?還有你爲什麼講話的時候要盯著我看?你的語氣眞的讓人很不舒服耶。」

話一說完，同行另一位家屬一起皺著眉頭，一臉多說無益的表情，要他不要再說了。

「我說話的時候本來就會看著對方，還有這是我平常的語氣。您一直不耐煩地說話，我也沒辦法笑著跟您談話。」

我也是人，也會生氣，覺得對方眞的太過分了。後面還有一堆事情等著處理，本來我也想和家屬冷靜說明病人狀況，沒想到卻吵了起來，讓我十分沮喪。家屬說話不耐煩的態度也讓人很受傷，我怕我們會一直吵下去，所以便暫時離開，回到護理站處理被延宕的工作。正當我在用電腦辦公的時候，那位和我吵架的家屬又跑過來，叫我過去看看他媽媽。於是我走到那位病人的位置，正要再度說明時，他又開始提出問題。

「我媽媽有褥瘡，一定要讓她這樣坐嗎？」

「剛剛病人才透過鼻胃管進食，所以暫時讓她這樣坐，直到消化完畢爲止。」

「爲什麼不幫她把被子蓋好？」

「因爲浮腫的關係，水會從手臂處排出，我用濕紙巾幫她擦過一遍，爲了乾燥，所以只蓋腿而已。」

「那麼手臂就不管了嗎？」

「爲了消水腫，我把病人的手臂放在枕頭上，因爲還濕濕的，所以在下面墊了墊子。」

「只有這個方法嗎？」

「那麼您希望我怎麼做呢？」

「這個護理師你應該比我淸楚吧？」

「我正是按照我所知道的方法來做，但是我覺得您似乎有別的做法，所以才會問您。」

「你講話一定要讓人這麼不開心嗎？這是你的專業，應該比我更懂，我問也沒錯吧？你叫什麼名字啊？」

漸漸我們越吵越大聲，家屬還問我的名字，說要提出投訴並開始不斷找碴。從病人飯後消化的姿勢，到處理病人嚴重水腫的做法，沒有一件事能讓他滿意。這讓我盡心盡力所做的一切都化成泡沫，心裡旣難過又生氣。

我突然想起以前一位爲了照顧媽媽而辭掉工作的家屬。或許這位家屬也放棄了生計，這十年來都在照顧病榻上的媽媽，媽媽就是他人生的一切，也可能是他活著的理由。他只是基於好奇不斷提問，所以才打斷我說話，而我卻只執著於這一點。於是，我重新安撫憤怒的心情，走向家屬，再次冷靜地說明他媽媽的情況和改變。儘管他可能會因爲我們的爭執而不滿，但是他只說他知道了，便回家了。

+ + +

和家屬發生輕微爭執時，如果只想著「眞是奇怪的家屬」就打住，不再更深入地思考的話，可能就永遠無法了解他們在想什麼。或許我會因爲家屬的態度而受傷，在心裡憤怒地想「到底還要我做什麼」，但正因如此，我才能更深刻地思考我和家屬之間的爭執，並恍然大悟地回過頭檢視自己。對護理師來說，偶爾受傷也是一種藥。

啊，如果能再快一點

「啊，如果再快一點。」

因爲我一定要吃飯才能工作，所以基本上我會比其他護理師早起準備上班。把飯泡了水，呼嚕嚕地喝下後，我便一如往常地出門上早班。一到醫院，就開始確認病棟的物品，雙眼掃視一下今天要照顧的病床位置。我工作的病棟會隨年資分配三到四名病人，剛獨立的新人照顧三位，中等年資的護理師照顧四位，資深護理師則照顧三位。我需要照顧四位病人，其中也包含隔離病房的病人。隔離病房必須注意感染問題，即使重症度低，也需要花很多心力照顧。有一次，當我正在查看負責的病人狀況時，我的眼神停在了一個地方。

我遠遠地看到有位病人呼吸的狀況不太好，雖然他還有意識，但很明顯呼吸越來越弱了。啊，看樣子今天也會是忙碌的一天。我急忙巡視著病房，一個個確認病人狀態後，和上一班的同事交班。那位看起來氣若游絲的病人是昨天從急診室送上來的，雖然當時已和家屬說明過氣管內插管的可能性，但家屬還決定不了，目前只能讓病人維持現況等待。

一般來說，遇到緊急狀況時，雖然會進行氣管內插管，但有時候也得看狀況，因爲家屬可能不願意做，所以現在只能等待家屬的決定。陸續交接完其他病人後，我便開始處理值班時間該做的工作，即使手上正在用電腦，我的眼睛卻老是看向那位意識逐漸消失的病人。當意識消失、呼吸中止，血氧飽和度便會下降，且因爲呼吸中止，心臟就有可能隨之停止。我的雙眼之所以離不開那名病人，就是希望能在家屬做出決定前，阻止這種情形發生。

雖然電腦工作可以在護理站做，可是護理站距離病人有一點遠，讓我很不安，於是我把位子移到病人正前方，站著使用電腦，一心只想快點結束工作。我迅速地執行一輪例行注射，幫每一位插著氣管內管或需要抽痰的病人抽完痰後，最後再去替那位危急病人抽痰。看著他逐漸失去意識，我只好大聲叫喚，希望這麼做至少能再爭取一點時間。

「清醒一點，呼吸大口一點。把眼睛睜開。」

雖然我的大聲呼喚會讓他突然睜大眼睛，但一下子意識又開始渙散。實在是太不安了，於是我開始催促主治醫師。

「醫師，病人的 saturation（血氧飽和度）不斷往下掉，mental（神智）也漸漸消失，家屬到現在還沒辦法決定，對嗎？」

「對，那你把家屬的聯絡方式傳給我。」

「家屬請到加護病房前等待。」

主治醫師又再次向家屬說明氣管內插管的事，然後他們就拋出了一連串問題。

「醫師，那條管子必須要一直插到他去世爲止嗎？」

「那我們無法見他最後一面嗎？」

「會有什麼副作用？如果不插管，會發生什麼問題嗎？」

光從病人呼吸的樣子來看，應該要快點幫他插管，可是家屬似乎無法輕易做出決定。在等待家屬做決定的期間，我能做的就是持續爲病人抽痰，盡可能不錯過插管時機。每個小時我都會確認他的生命徵象，並接收主治醫師接踵而來的醫囑，早上的工作忙得不可開交。

值班時，我的眼神一直離不開那位病人，但我有四位病人同時要照顧啊。當我檢測完隔離病人的生命徵象，一出來就有一股恐懼感突然湧上，背脊發涼，我馬上衝向那位呼吸微弱的病人，果不其然，本來我爲了讓他呼吸而扶他坐起來，但現在他的身體已經倒向一邊，床邊監視器（bedside monitor）的脈搏數正不斷往0下降。

「病人，睜開眼睛！」

「這裡需要CPR！」

我大聲喊著，告訴其他護理師發生心臟停止狀況。我讓坐著的病人躺下，準備開始做CPR。一聽見「Code Blue, Code Blue, ICU（Intensive Care Unit，加護病房、集中治療室）, Code Blue, Code Blue, ICU」的廣播，醫師全部從打開的自動門湧了進來。主治醫師趕緊向家屬說明狀況，因爲情況危急，其他科的教授已經先做了氣管內插管。高濃度的氧氣一進入體內，病人的脈搏也隨之回到正常數值。CPR結束後，我幫病人裝上人工呼吸器，但就算把氧氣濃度開到最高，還是很難提升病人的血氧飽和度。不管再怎麼幫病人抽痰、調整人工呼吸器，血氧飽和度還是停留在70%。

醫護人員能做的都做了，但最後還是只能接受這個令人惋惜的結果。因爲家屬猶豫太久了，如果病人一抵達急診室，在醫師說明時就決定做插管的話；如果到了加護病房，主治醫師再多說明一次的話；如果當時採取了適當的治療，是否就不會這麼倉促地準備迎接病人的臨終了呢……

+ + +

和久違的大學同學見面時，我們的話題總是圍繞著醫院。她告訴我有個孕婦因爲子宮出血，被緊急送來急診室，而丈夫必須在孩子和配偶之中做選擇。要是突然有人要你在孩子和配偶之中做選擇，你能輕易決定嗎？

那位丈夫同樣無法輕易選擇，在他苦惱的時候，時間只是不斷流逝，妻子的狀況也跟著惡化。最後，妻子救不回來，醫師緊急將孩子從母體中取出，但是孩子也已經陷入腦死狀態。

我想，對丈夫來說，兩者之中不管選擇誰，都會帶來很大的創傷吧。出生的孩子以腦死狀態撐了超過一年，這段期間孩子的爸爸一定十分難熬，不但救不了妻子，救了孩子卻是腦死，也只能算救了一半。最後，就在差不多一年後的某一天，孩子的爸放開孩子的手，做出了無法回頭的選擇。

儘管希望渺茫，但是若能再早一點做出決定，或許就能和妻子或孩子一起克服傷痛，在剩餘的人生中同行，繼續好好活著也說不定。

神的領域

人們只要哪裡有病痛或不舒服就會來看醫生，尤其來到加護病房的都是有生命危險的人，有的人接受治療，生存意志積極，最後痊癒而歸，有的人則是很遺憾地到了天國。不過，大部分的人來到醫院都會認爲：「一切都會沒事，醫護人員一定能把人救活。」可是，醫護人員也只是人，又怎能將觸角伸到神的領域呢？有的人苦苦哀求醫護人員拯救他們，但是我們能做的，就是以自己目前的知識爲基礎，努力挽救生命將逝的人，我們並沒有讓人起死回生的魔法。

有一位上了年紀、諸多痼疾纏身的老奶奶，即使治療了其中一項痼疾，也無法讓她恢復正常生活，所以主治醫師便勸家屬同意簽署DNR（Do Not Resuscitate，不施行心肺復甦術）。

「因爲奶奶太多痼疾，就算治療了也不會有太大的好轉，只會反覆出現停止呼吸的狀況，所以是時候準備送奶奶離開了。如果心臟停止跳動，一般來說我們會進行CPR，但急救過程中會用力壓迫胸部，造成肋骨骨折或瘀血。每個家屬或病人的情況不同，有的人會希望我們不做CPR，因此我們都會事先詢問，請家屬簽署同意書。所以，如果奶奶情況危急時，您們會希望我們施予心臟按摩急救嗎？」

家屬商量後，決定只簽不施予心臟按摩的DNR，也就是當奶奶心臟停止時，雖然不進行CPR搶救，但還是希望其他治療能繼續。他們勉強地簽下了同意書。

隨著時間流逝，奶奶的血壓開始往下掉，意識也漸漸模糊。由於血壓維持不了，所以馬上先吊了升壓劑。雖然每個小時幫奶奶量血壓、吊升壓劑，但是光憑這樣的治療是不夠的。床邊監視器不斷閃著警告燈。奶奶的血壓明顯下降，即使連強心劑都吊了，還是抓不住即將熄滅的生命。能做的都做了，還是維持不住血壓，於是主治醫師請我快點把家屬叫來。我請家屬做好臨終準備，請他們現在馬上到醫院，也請他們聯絡最後要一起送行的人來見奶奶最後一面。爲了讓奶奶和家人能見上最後一面，我拚命地爲他們爭取時間。

可是我們終究挽回不了病人的生命。家屬說需要二十五分鐘，卻來得很慢，彷彿過了三、四個小時似的。就算想維持奶奶的血壓，吊了升壓劑，也用盡了所有方法，脈搏還是從110快速往下掉到90、80、70，從下降的速度來看，可能在家屬抵達前心臟就會停止了。於是我又再打給家屬。

「您們到底什麼時候會到呢？奶奶的脈搏掉得很快，雖然我們都在努力了，可是效果不理想，請您們盡快。」

又過了五分鐘，一名家屬哭哭啼啼、失魂落魄地走了進來，這時奶奶的脈搏維持在隨時都可能停止的30上下。主治醫師向家屬說明病人的情形，也問了是否還會有其他家屬過來。他說，還有很多人會來，可是等他們到齊可能也要一小時左右。主治醫師表示很難撐到一小時，家屬只說他知道了，面對這無可奈何的事實，只能接受。就在家屬臨終道別時，奶奶的心臟停了。主治醫師在家屬面前宣告死亡：「病人○○○，於十點四十三分，於本院過世。」加護病房大聲響起家屬的哭聲。

接著，其他家屬陸陸續續抵達，其中一名家屬突然大吼：「爲什麼沒有先告訴我們？爲什麼我人到了，心臟卻停了？你們說啊！」他開始無理取鬧，臉色漲紅地用手指著主治醫師，說出難聽到讓人難以啟齒的話，還作勢要出手打正在善後的我。

我們和家屬說明：「截至早上爲止，奶奶的血壓都還維持得好好的，但是突然血壓開始下降，我們吊了升壓劑，甚至也吊了強心劑，還是沒能維持奶奶的血壓。當我們發現心跳越來越慢，就通知您們了，就在您們趕來的期間，奶奶的心臟就停了。」但是那位家屬仍大吵大鬧地問爲什麼不救活病人，還打算抓住我的領子，一旁其他家屬雖然也上前阻止，但也壓制不住。和我一起値班的護理師只好叫我到另一邊整理病人的電子資料，之後醫院的警衛也上來了，我才得以暫時避開。等善後的工作結束，奶奶便被送到樓下的往生室。雖然我已經努力讓家屬能夠送終，但實在無能爲力讓奶奶活下來。

+ + +

有一名病人肝不好被送來，不知道爲什麼，最後也沒查出確切原因。他因爲肝臟無法正常排毒，所以毒素累積在體內，意識也漸漸模糊，最後決定要做肝臟移植。可是，他的肝臟較小，捐贈者的肝臟較大。移植後，病人接受檢查，看移植是否順利，可惜，事與願違，結果並非家人和醫護人員所期盼，肝臟無法正常運作。最後，討論要做第二次移植手術，於是又做了一次手術，可是這次也不見起色，病情反而更加惡化。病人即使戴上了人工呼吸器、葉克膜、CRRT，仍然回天乏術。事情至此，家屬哭喊著要我們把病人救活，對著做手術的醫師又打又罵。然而到頭來，僅只是人類的我們仍無法左右神的旨意。

還有個病人，身體大不如前，於是住院檢查，結果眞的意外發現了肝硬化，必須接受肝臟移植，剛好又有腦死病人讓他能順利接受移植。由於這位病人並非重症狀態，術後不過幾天就能下床走動，很快就順利轉到病棟樓下的病房，朝著康復之路邁進。

+ + +

醫院裡，每個病人的狀況都不一樣，看起來似乎可以活很久的人可能突然就走了，也或許幸運地做完手術後就準備出院。人，無法改變神的旨意，所以我們也只能接受，不是嗎？

我們不是神，是人。所以我們也會害怕。

老婆，這裡好可怕

只要進到加護病房，就會與世隔絕。家屬不僅無法一直待在這裡，而且，爲了避免引發儀器故障，所以也禁用手機。這裡也沒有普通病房常見的電視，而且無時無刻都有機器的警報聲響起，加上二十四小時都開著燈，也無法好好睡覺。要是發生緊急狀況，爲了其他病人的安全，會拉起窗簾來處理，但只要是有意識的人，多少都可以猜到狀況如何。

在加護病房，事情的輕重緩急很重要，所以即使病人有任何要求，我們也無法馬上處理，因此常會讓人覺得醫護人員的態度不親切。此外，當病人身上戴了許多重要的儀器，我們就會在取得家屬同意後，爲病人綁上約束帶，限制他們的動作，這也會讓他們感到不舒服。再者，儀器的監視器也連在病人身上，讓他們無法下床如廁，所以病房本身沒有附設廁所，就算病人覺得不自在，他們的大小便也只能仰賴護理師清理。

再加上，肝臟移植病人會服用免疫抑制劑，所以會在無菌室接受治療，每個進到病房的人都必須戴上帽子，穿上拋棄式防護衣，甚至戴上手套、口罩，病人也會因此覺得陌生、可怕。如果護理師能一對一照顧病人，和他們一起待在無菌室，或許還不會這麼可怕，可是通常一個護理師需要照顧三、四名病人，所以也有病人說，每當護理師稍微離開，機器的警報器就會響起，這讓他們覺得更可怕了。

有一名病人因爲飲酒造成肝硬化，接受肝臟移植手術後，住進加護病房。第一次動大手術的人大多都會沒力，連一根手指都動不了，所以也沒力氣吃飯，加上戴著人工呼吸器，一開始護理師都會先用L管（又稱鼻胃管）餵食流質食物，等到病人差不多能喝水時，就從米湯開始餵，再到粥、飯。然而，因爲病人連拿餐具的力氣都沒有，全身又戴著太多重要裝置，意識也還未完全恢復，身上還綁著約束帶，所以就必須由護理師或家屬幫忙餵飯。

有一天，中午的探病時間到了，病人的妻子一邊和他聊天，一邊餵他吃米湯。餵完飯，探病時間也結束了，妻子告訴病人晚上會再過來，但是病人開始吵著要妻子別走。

病人：「你要去哪裡？」

妻子：「探病時間結束了，我該走了。」

病人：「不要出去，在這裡陪我。」

妻子：「這是醫院的規定，不然其他病人的家屬都想待在這裡了。」

病人：「那你待在我看得到的地方。」

妻子：「你已經吃過飯了，我也要和女兒一起吃飯啊。」

病人發著呆，沉默了一陣子後吐出一句話：

「老婆，這裡好可怕……」

這一瞬間，我和病人的妻子對上眼，最後我的眼睛湧上了淚水。我以爲病人已經習慣了，因爲他在加護病房待了許久，才恢復到可以吃飯的狀態，可是我太忙了，從不曾考慮過病人的立場，也沒想到年紀與我爸爸相仿的病人竟會說出這種話。我一直以為他很堅強，他卻向妻子表明了自己心裡的感受，聽到這一番內心話，我心中生出一股慚愧——我居然從沒想到這一點。病人的妻子本來已經要離開，但聽到他的話，眼裡也掛著淚水說：

「我一定會在門前等你，只要你叫我，我馬上就進來。晚上探病的時候我再來看你。」

＋　＋　＋

之後好一段時間我又照顧了幾名肝臟移植病人，其中一名病人並非喝酒所致，而是因為她是B型肝炎帶原者，最近吃韓國漢方藥把肝搞壞了。她是一名四十幾歲的女性，看著她，總會讓我想起媽媽，所以我對她格外關注。每次我久久回老家一趟，可是很快又要回來上班的時候，媽媽都會習慣性地對我說這些話：

「晚上不要再吃奇怪的東西，晚上吃東西對身體不好。」

「你胖了不少耶。再胖下去不行，不要再吃了。」

「不要再吃泡麵了。」

有一次，發生了這樣的事。當時我正忙著工作，到了晚上的探病時間，那名病人的女兒走進來，但我正爲了打紀錄而埋頭於電腦中，沒發現她。病人一看到女兒就說：

「晚上不要再吃奇怪的東西，會胖。不要再吃泡麵了。」

我打紀錄打到一半轉過頭來，因爲那當下我以爲那句話是對我說的。而她的女兒，就像是被說中什麼似的，和我對上了眼，接著才回了一句：「我才不吃那些東西哩。」

+ + +

有一天，我爲了讓病人好好睡覺，關上了燈，但病人還是睡不著。加護病房二十四小時都開著燈，而且到處都有警鈴聲響起，所以這裡的病人都不好睡。如果病人好幾天不睡覺，可能會出現「ICU症候群」(Intensive Care Unit syndrome)——這是急診室常見的精神疾病，在一般病房好好睡覺休息即可康復——或因肝昏迷而導致意識模糊。雖然我已經特別照顧病人，希望能讓她好好睡覺，可是她還是睡不太著，於是我問了想睡而眼睛半闔的她：

「您爲什麼不睡覺呢？」

「我睡不著。」

「爲什麼睡不著呢？上次我不是和您說過睡眠很重要嗎？」

「護理師你一直跑到外面，所以我睡不著。」

聽到這句話，我心裡一沉，就像當時那位大叔說的「好可怕」，希望有人陪在自己身邊才能入睡，他們心裡究竟有多麼不安呢？我想，一定超乎我的想像。「想睡」是人類的本能，但是他們的不安竟然戰勝了本能，這不安的程度想必難以衡量。

本來我擔心在同個空間一邊打字一邊工作會妨礙她入睡，所以我才出去工作，但聽完她說的話，我馬上把工作帶進隔離室來，小心翼翼地敲著鍵盤，然後看著她漸漸入睡。

+ + +

即使身爲護理師，我也覺得這裡很可怕。拋開護理師這個身分，我只是一個二十幾歲的女人。無論是我的心靈或行爲，都還很稚嫩，不夠成熟，可是身旁的人對我的期待卻越來越高。我必須守護某個人的生命，明明摸不清別人有多麼不安，我也必須盡可能去理解。雖然身邊的期待越來越高，時間也過得越來越快，但我仍然停留在原地，經歷這成長的痛。

我還不夠好，卻必須要成為大人。我很害怕，因為我只是披著大人外衣的小孩。

睡不著的夜晚

每天過著相同的日子，走過新人時期的我雖然開始游刃有餘，卻覺得日子一天比一天過得更沒意義。忙碌的時候真的忙得不可開交，只想要逃跑；稍微悠閒一點的日子，又覺得「嗯，好像也還做得下去」，就這樣送走了一天又一天有時無意義地忙碌，有時又稍微清閒的日子。

那天，我像平常一樣值班，執勤前清點病棟物品的同時，順便巡視一圈病房，當然我最關心的是當天負責看護的病人，其中一位好像需要氣管內插管，他周遭的人都忙於奔走著。

我心想「今天可能會很忙」，便趕緊把物品清點完，去了解負責的病人狀態。從診斷名稱開始，到意識狀態、配戴的機器、機器的設定值是否和紀錄一致等，全都看過一遍。如果有動手術的病人，也要查看他們的手術部位、引流液的樣子，以及要服用的藥物等。掌握每一位病人之後，最後才開始看氣管內插管的病人。

這位病人插管後戴著人工呼吸器，爲了調整到適合、穩定的呼吸狀態，要持續檢查他的動脈血氣體，以及調整人工呼吸器的模式和設定值。

他戴著CRRT透析器，也就是一天不只洗腎二到四小時，而是二十四小時持續不間斷地進行血液透析，接受這種治療的病人常常無法維持血壓，因此每個小時就必須滴注最高劑量的升壓劑，也就是普通劑量的兩倍。除此之外，因爲血壓無法維持，甚至還得滴注抗利尿劑（促進腎臟重新吸收水分，以製造高濃度的尿液，或使血管收縮、提高血壓的一種荷爾蒙）。

將這位病人交接給我的學妹，是剛獨立不久的新人，我的個性已經夠冒失了，又常忘東忘西，現在還要幫新人過濾沒過濾的血液，並且補上忘了做的事情。才剛上班，我就已經處於敏感和緊張的狀態。

值班時，我一直無法離開那位病人，只要〇．五秒的時間，病人就有可能陷入險境。加上血壓持續往下掉，幾乎每五分鐘就得向主治醫師報告。

「醫師，〇〇〇病人的血壓一直維持不住。」

「現在升壓劑是每小時40毫升對吧？已經不能再使用了，我開強心劑，幫他吊上去。」

即使吊了強心劑，還是必須不斷增量，只要想稍微喘口氣，病人身邊的機器就會開始作響，一下通知我清理尿袋，一下通知我透析液已經完成。病人的狀況時時刻刻都在變化，幾乎每個小時都要做血液檢查、輸血、檢查排泄物並更換尿布，忙得連坐下來的時間也沒有，甚至也忘了要上廁所，九個小時就像一小時似的溜走。

直到下一班的同事來之前，我只能忙著處理該做的工作，沒空確認上一班的新人有沒有把工作做好。好不容易交班給下一班的同事，我才開始補上遺漏的東西，所以這天比平常還晚下班。

通常我回到家都無法馬上入睡，大概會看一兩個小時的電視或聽音樂，讓自己經歷一段從「護理師」變回「我」的時間，接著才會洗澡睡覺。但是這天我連洗澡的力氣都沒有，眞的太累了，一進門就直接累倒在床上，費了好大的力氣，才一步一步走去洗澡，之後馬上就睡了。

「醫師，血壓掉了。」

「我開強心劑，幫他吊上去。」

「咦？我在作夢嗎？還是是眞的？」

我平常不太作夢，今天卻作了惡夢。夢裡，忙碌的工作不斷重演、折磨著我，連稍微坐下的時間也沒有——提高升壓劑劑量，又吊上強心劑，還因爲用了太多的升壓劑，導致病人皮膚長出水泡且破裂，我擔心破皮上的透氣膠帶會脫落，還用了美迪芳（Medifoam，吸水性聚氨酯泡沫敷料）包覆病人的身體。夢境持續不斷，我竟未中途醒來，甚至還被鬼壓床，一動也不能動，過了一夜之後，起床時我就像根本沒睡一樣。

討厭的鬧鐘聲讓我好不容易睜開眼睛，拖著疲憊的身體上班，對前一天交接給我的學妹抱怨夢裡纏人的景象。說完，學妹嚇了一跳，說自己也反覆夢到一整天在醫院發生的事。聽說夢是反映潛意識中自己的想法和煩惱，看來，高壓的工作都侵犯了我們的潛意識，怎麼會兩個人都被相同的夢魘纏身呢？我們邊笑著，邊交接工作。

其實，在照顧這名病人的那幾天，他的血壓一直很不穩定，甚至短暫讓我起了「眞的救得回來嗎？」的想法。然而在幾天的纏鬥下，病人的情況好轉，就像在報答不願放棄的主治醫師，以及被惡夢糾纏的學妹和我一樣，他終於可以送往普通病房。

接連幾天照顧這位病人實在是太累了，加上無法好好睡覺，不斷處於極端處境，快把我給榨乾了。好想辭職，好害怕上班。不過看到病人好轉，也讓我感受到，那些痛苦的日子絕非毫無意義。

+ + +

氣管內插管時，氣管前緣會以充氣氣囊固定，但這樣病人就發不出聲音來了。病人A正是如此，所以他會用「滴答」聲呼喚護理師，然後用嘴形或寫字來表達。

「滴答滴答。」

「有哪裡不舒服嗎？」

「（用嘴形說）沒事。」

「如果您一直把我叫來，我就沒辦法工作了。如果您眞的不舒服或有話想說再叫我。」

我回去做該做的事時，又聽到他呼喚我的聲音。

「滴答滴答。」

「（停下手邊的事，來到病人身邊）怎麼了嗎？」

「（用嘴形說）待在我旁邊。」

「等我結束工作就過來。我不只照顧您一個人，還有其他病人要照顧呢。」

病人A想說的是他很不安，希望我陪他。我知道，但是以目前韓國的護理體制來說，根本不可能。病人A經常因焦慮不安而睡不著，就算因爲太想睡而漸漸闔上雙眼，也會突然睜大眼睛，發出「滴答滴答」聲呼喚我。

在病人A旁邊的病人B則是因爲鬱血性心臟衰竭（Congestive Heart Failure）住院。病人B心臟有很多積水，正採取禁食治療，可是他動不動就會叫喊著「給我水！給我水！」並吵著要離開加護病房。因此，我相當於同時照顧因不安而發出「滴答滴答」

聲的病人，和時不時就扯著喉嚨叫喊的病人。往往，病人A好不容易入睡，卻被病人B的高喊聲驚醒。由於病人B邊尖叫邊無理取鬧，後來甚至得用約束帶綁著他，但他卻開始用腳不斷敲打病床。兩位病人好幾天都不願意睡覺，一直用這些方式把我叫來他們的身邊。

就這樣纏鬥了幾天，我心想好久沒看到媽媽，於是下班後便回到老家。平常我只要回到家就全身放鬆，頭一碰到枕頭就能入睡，但這天當我正要閉上眼睛時，耳邊卻響起「滴答滴答」聲和「給我水！」的尖叫聲所交織的「夢幻」和聲。

「葳昀，你怎麼不睡，一直翻來覆去的？」聽到媽媽的聲音，本來躺著的我，馬上坐了起來，把這幾天的事告訴她。媽媽說她非常了解病人A的心情。在我國小的時候，媽媽曾經因爲生病在醫院躺了好幾個月，兩側各插了三個胸管，直到出院都維持這個狀態。媽媽說，除了疼痛之外，每當好不容易睡著，就傳來對面病床的病人因痛苦而發出的叫喊聲，每次都讓她非常不安。在身體不舒服的狀態下，心裡總是籠罩著不知道自己會怎麼樣的不安情緒，如果有人尖叫，就會覺得馬上就要發生什麼事一樣，更加不安。聽完媽媽說的話，我好像稍微能體諒病人A的心情了。他戴著人工呼吸器，無法發出聲音，連明確表達自己為什麼焦慮、自己的心情如何都很困難。我們不過是看著他的表情，感覺到「原來他很不安」而已，加上工作太多，也沒有時間仔細了解他的心情。太慚愧了，自己居然還為此感到不耐煩。

戴上我的人格面具

有一個叫做《祕密的庭院*》的節目，藉由觀察藝人的生活，來揭露他們的心理。某一集的來賓是諧星張東民，他會根據生活情景來調整自己的角色，節目介紹這就是「外顯人格」，也就是人們會根據不同狀況，換上適當的「面具」（persona）。

在我還是新人的時候，最難以適應的就是我以前從未發現的「外顯人格」。這讓我陷入「我是誰」的混亂之中，就像再度經歷一次青春期的感覺。

進醫院工作前，我都是和父母一起生活，很少出現需要獨自負責的狀況，就算出了問題，父母也會介入解決，我只是努力成爲父母所期望的女兒。在等待到職的期

* 韓國 tvN 的綜藝節目，會對上節目的藝人做心理分析。

間，我到補習班打工，也在學校當助教，累積社會經驗，但未曾經歷殘酷的考驗。

進醫院後，我遇到了資深的學姊們。學姊很難相處，讓我不知所措，開始害怕面對人群。在此之前我從未想過自己會怕生，甚至還在自傳中寫著「外向不怕生」。看到學姊換了髮型，雖然漂亮卻不敢跟她說，怕明明不熟，聽起來會像在拍馬屁一樣，我也疑惑爲什麼自己會冒出這種想法。爲了適應陌生的環境，突然一下子跳出我不認識的自己，常讓我驚慌失措。於是，這場必須接受自己無數個外顯人格的旅程便展開了。

在加護病房工作後，我發現意識清楚的病人不到一半，有很多因爲各種理由而無法正常生活的人——例如沒有意識的病人、戴著人工呼吸器和吊著鎮定劑的病人、每天喝酒喝到住院並產生戒斷現象而意識昏迷陷入DT（Delirium Tremens，震顫性譫妄，是重度酒精中毒者產生的幻覺症狀之一，會出現顫抖、意識混亂、幻覺等症狀）的病人等。當然，這些人也是日常生活中難得一見的人。若病人神智不清，又不願意配合，即使待在加護病房他們也會很失控。有時候，他們會打護理師，或是突然咬傷正在工作的護理師，嚴重的甚至要縫合；有時候也會朝我們臉上吐口水，說出不堪入耳的辱罵。除此之外，爲了對付病人的各種突發行爲，我們會幫他們綁上約束帶，但即使他們神智不清，仍然力大如浩克，約束帶經常被扯壞。

其中，有一位自殺未遂而住進來的病人，本來以爲他做完透析治療就會意識清醒，不久後就能轉到普通病房，可是有一天我在值夜班的時候，他突然開始說些沒頭沒腦的話。

「你們怎麼可以拿我的卡去吃烤肉和喝酒？你們這樣像話嗎？嗯？這樣像話嗎？」

照理來說，病人無法攜帶任何東西進入加護病房，所以他一開始就沒有信用卡，而且有哪個護理師會不好好工作，跑去喝酒再來上班呢？

「您知道這裡是哪裡嗎？」

「這裡是醫院啊！我很正常！」

他意識到這裡是醫院，也不再做出衝動行爲，於是我冷靜向他說明，信用卡已經交給他的家屬了。然而不出一小時，他就把注射針頭拔掉，從病床上爬起來開始胡鬧。

「你們拿了我的信用卡跑去聚餐了不是嗎？你們出去喝酒我都知道。我要檢舉你們！我爸爸得了絕症，我現在沒時間耗在這裡！」

我請他冷靜下來，跟他說現在很晚了，明天再聯絡他爸爸，可是完全是對牛彈琴。他想從病床爬起來，只要有人靠近就想攻擊，甚至開口咬人。他想下床，但是我怕他摔下床，造成腦出血等危險，於是抓著他的手臂，想用約束帶綁住他，沒想到他動了動嘴，朝我臉上吐了口水。

我的臉上一沾到口水，就瞬間爆氣：「真是的！您怎麼可以對著別人的臉吐口水！」反正，就算發火，他也不能怎麼樣，只是，那時的我看起來，就像怪物。

+ + +

開始工作後，我才發現原來自己是看不慣不公不義的人。還是學生的時候，大家幾乎都是對等關係，不會發生什麼不公正的事，就算有，我也會覺得是因爲自己不夠好的緣故，加上我不是那種會積極關心別人的個性，所以一直以來我對每件事情的態度都不太積極。

可是出社會後，我才發現有太多不公不義之事，有種「現實社會和我所想的健康社會竟然差這麼多」的感受。而護理界常說的「釘*」，沒想到竟嚴重到這種程度。

新進護理師第一次接觸實務，難免做不到盡善盡美，當然了，一定有人可以做得很好。雖然我們醫院的教育時間算長，但我聽說其他醫院教育護理師的時間非常短，很快就要她們負責照顧病人。在教新人的時候，會用「你把人命當兒戲嗎」這種說詞來教訓新人，這卻讓我開始懷疑這套體系，並產生「爲什麼教育時間這麼短，病人卻這麼多」的疑問。

總之，資深護理師看著新人護理師時，心裡一定很納悶，爲什麼新人做什麼都不

---

* 原文為「태움」，直譯為「釘」，指韓國護理師界學長姊在教育學弟妹時，「假教育之名，行身心折磨之實」的行為。意思近似中文口語說的「釘」。

熟練，明明累積了經歷，卻還是抓不到要領。於是資深護理師選擇營造可怕氣氛，用這種方式來「釘」新人護理師，而非拍拍她們、安慰她們。

「你這個樣子是怎麼考過國家考試的？」

「你爸媽是怎麼教你的？」

這些話語在新人的心裡刻下傷痕。

護理師的世界被稱作「女子軍隊」，新人護理師的罪就是身爲新人，只能低著頭說「眞的很抱歉」。剛開始我也是如此，可是後來我卻心想：「爲什麼我得這樣？」只不過是沒把工作做好，卻罵到人家父母，這樣會不會太過分了？我認爲，由於至今還沒有新人護理師提起這個問題，導致這樣的陋習仍舊存在。除非我眞的做了必須道歉的事，不然我絕對不說「我很抱歉」。

我曾經看過一位新人護理師像「道歉機器人」般地不斷說著「我很抱歉」，她犯的錯也不至於被大聲譴責，只是要她把漏掉的東西補上去而已。她嘴上的「我很抱歉」聽起來都缺少了靈魂。本來工作一忙，難免會有所遺漏，可是新人護理師道起歉來卻像犯了滔天大罪一般，真的很可憐。哪有那麼多事好抱歉的？所以我總是跟新人說，除非自己真的做錯事，感到很抱歉，不然我不希望她們說：「我很抱歉。」

+ + +

在經歷這些狀況後，我身邊的人應該會覺得我很難相處。當我忽視這些不舒服的視線，也會有人跟我說「你這樣要怎麼在社會上生存」，所以我有時會想：「這是我的問題嗎？我是醜小鴨嗎？」**但我只是提出沒人敢問的問題，這才是我能夠接受的自己。**

寇特．柯本*說過：「我寧可做自己而被討厭，也不願偽裝自己來獲得愛。」開始工作之後，我認識了自己許多的外顯人格，工作之前與之後我的個性也改變了很多。每當感到迷惘之際，我的個性就會變得很敏感，也很愛發脾氣，總是在發火，對

---

* Kurt Cobain（1967 - 1994），美國搖滾樂團「超脫樂團」（Nirvana）的主唱、吉他手兼詞曲創作人。因毒癮和抑鬱症之苦，在一九九四年於自宅飲彈自盡，當時僅二十七歲。

一切都感到不滿。但當我領悟到是自己專挑負面要素來讓自己生氣，瞬間便找回了平靜。這也是我，那也是我，全都是我，只要想到「原來是我太過否定自己了，原來我無法肯定自己的外顯人格」，我便決定，與其爲了達成別人的期望而掩飾自己的眞實模樣，不如承認這些都是我的外顯人格。

最後的告別

這天我正努力熬過忙碌的晚班，急診室的電話卻接連不斷打來詢問病人可不可以快點上來，導致加護病房只能忙著接收病人。我工作的醫院一共有四個加護病房，當急診室有兒童急診病人，我們會優先接下兩名病童。如果病床都滿了，就會將原本的病人轉往其他加護病房，再接收急診病童。這天，兒童急診室有兩位自主呼吸微弱，已經先做氣管內插管，需要戴人工呼吸器的兒童。

「不好意思，因爲我們這裡沒有額外的人工呼吸器，主治醫師一直在壓AMBU，是不是能快點安排病人上去呢？」

「我們也盡快在安排了，請您先讓一位上來吧。」

過了三十分鐘左右，一個孩子先上來了。因爲他持續痙攣，情況還不明朗，必須先戴上人工呼吸器再觀察，我便先幫他連接人工呼吸器，然後處理他進醫院時的處方。我幫孩子吊上點滴和注射劑，忙著打理的時候，急診室又打來了。

「我這裡持續在幫孩子做CPR，可以再快一點嗎？」

「我知道了，等你那裡告一段落，可以送上來就送上來吧。」

於是我趕緊處理已經上來的孩子，準備接手下一個孩子。因爲不是我的病人，所以沒時間看他的醫務紀錄，只知道是從兒童急診室送來的孩子。我把病人抵達之前需要的東西準備好，就趕到等著接手病童的同事旁邊一起看醫務紀錄，確認是否還需要什麼，但是看到孩子的住院事由，我嚇傻了。

孩子的媽媽讓他躺下後，用枕頭悶住了他，所以他才會被送到醫院來。不論媽媽爲什麼做出這種舉動，實在都讓人感到不捨和憤怒，事發後她也馬上被羈押到了警察局。正當我還籠罩在驚愕之中，加護病房的自動門打開，推進了一張大床，床上躺著一名身型迷你的孩子。

這孩子好漂亮。眼睛、鼻子、嘴唇、頭形，五官分明又漂亮，可是他的嘴上掛著小小的管子，蒼白地躺在病床上。當我用雙手抱住孩子移動時，他的身體輕巧，手卻無力地落下。我將孩子移到病床上，整理好點滴的管子後，便啟動人工呼吸器，然後仔細檢查孩子的身體，看是否有受虐痕跡。最後，我看尿布好像濕濕的，就打開了尿布，不知是不是哪裡出血，有一條浸滿在鮮血之中、圓圓長長像香腸一樣的東西跑出來。我一看到就和主治醫師對上眼，我問：「這是什麼？」主治醫師慌張地反問：「是內臟跑出來了嗎？」我們趕快用手壓看看，以確認到底是什麼東西，還好，只是沾滿血的大便。大家頓時鬆了一口氣，幫孩子換上全新乾淨的尿布後，就繼續觀察他的狀況。啟動人工呼吸器後，孩子的血氧飽和度還是不穩定，心跳越來越慢，往零直落，爲了救活孩子，我們開始幫他注射藥物和進行CPR。

一個人將AMBU和氣管內管連接，開始擠壓，另一個人按壓孩子的胸部，血液在氣管內管上上下下，也從嘴裡流了出來，我急忙抽吸流出來的血液，但是孩子臉頰上用來固定氣管內管的膠帶卻因嘴裡流出來的血液而脫落*，因此我緊貼著孩子，希望趕快固定好氣管內管。

一名主治醫師幫孩子做心臟按摩，另一名主治醫師負責壓AMBU，還有一名護理師負責注射藥物，大家都靠在一起，空間好狹小。爲了擠進他們之間把管子固定好，我彷彿陷入一場死鬥。好不容易固定好管子，嘴巴和鼻子又吸入流出來的血，膠帶再次脫落，只能再來一次，不斷反覆。

我打算近一點看孩子的臉，卻一股無名火上來。到底！爲什麼！這孩子犯了什麼錯，要對他做出如此殘酷的事？爲什麼要讓孩子像這樣七孔流血，帶著一張不漂亮的臉離開？我壓抑不住情緒，淚水在眼眶裡打轉。

然而，和我心中這份不捨不同的是，CPR仍然持續進行著。當狀況終於恢復，我們以爲他會多撐個幾分鐘，但一下子脈搏又往零直直落下。爲了挽回孩子的性命，我們反覆做了五次CPR。

因爲我們不斷在做CPR，主治醫師向孩子的爸爸說明狀況，告訴他很難再繼續救下去了。加護病房外家屬的痛哭聲響遍醫院，聽在我們耳裡，心裡是又哭又不捨，但也只能反覆施予CPR。

中途孩子的心跳稍微恢復的時候，主治醫師爲了置入中心靜脈導管（如果不置入，就很難使用升壓劑等藥物），必須緊貼著孩子小小的身軀，孩子的心臟反覆地停止又跳動，在進行心臟按摩的同時，又要置入中心靜脈導管，在身體過度晃動的情況下，實在難以執行。急診室也試了好幾次都失敗，加護病房主治醫師也失敗，教授都站出來了還是失敗，最後，因爲CPR必須不斷進行，我們始終無法順利置入。

我掛著淚做CPR，雖然不清楚孩子的媽媽是基於什麼理由對孩子做出這種事，但是正在警察局接受調查的她，應該是見不到孩子最後一面了，也無法最後再牽一次

* 大人用的氣管內管末端帶有薄薄的橡膠口袋，叫做氣囊（cuff），原理是空氣充滿之後將管子和氣管緊密固定起來。可是兒童使用的氣管內管分成有氣囊和沒氣囊兩種，較常使用的是沒有氣囊的氣管，管子很容易脫落，通常為了固定，只能繞過嘴巴用膠帶固定。

孩子的手……

孩子的心跳停停走走，我們已經持續做了幾個小時的ＣＰＲ，但最終還是沒能救回孩子。孩子的爸爸最後接受了回天乏術的事實，不，應該說只能接受這個事實。主治醫師在家屬面前宣告孩子死亡。至今我仍忘不了孩子爸爸的哭喊聲。

正在痛哭的爸爸突然脫下上衣，錯愕的我們都停下手邊的工作阻止他。

「先生，您不可以這樣……」

當時他說的一句話像玻璃般，哐地打在我心上。

「孩子太冷了，我想抱抱他……」

我們阻止不了，應該說我們沒有理由阻止他。於是爸爸和孩子做了最後的告別。

殺了我，拜託

據ＯＥＣＤ*統計，韓國連續十三年自殺率第一。

雖然我知道韓國是ＯＥＣＤ會員國中自殺率前幾名的國家，但是我身邊並不常有自殺案例出現，所以總覺得那個排名對我來說很沒說服力。曾經，我是這樣想的。後來我開始在加護病房工作，最吃驚的一件事，就是想自殺的人比我想像中、比大眾知道的還要更多。從新聞上來看，往往是年輕人，尤其是學生，有很多人企圖自殺，但實際上想自殺的中年人、老奶奶、老爺爺也很多。雖然人生在世，哪一個人沒有自

* 經濟合作暨發展組織，全名為 The Organization for Economic Co-operation and Development。

己的苦，但是想自己結束生命的人超乎想像的多。在醫院，至少一週就有一個人是如此。

今天急診室來了一位試圖飲毒自殺的老奶奶，在她上來加護病房前，我加快處理例行事務，並快速巡視一圈今天負責的其他病人。我先確認了急診室做過什麼處理，現在有的應急藥物有哪些，是否已經施予氣管內插管，血液檢查是否有不正常的數值。不久，加護病房的門打開，老奶奶被推了進來。

「奶奶您好，已經到加護病房嘍。」

「殺了我，拜託。」

奶奶一見到我，說的第一句話就是「殺了我」。不管再怎麼想自殺，這是我在加護病房工作以來，第一次聽到人家對我說「殺了我」，導致我在值班時腦袋不斷浮現各種想法：「是因爲上了年紀，漸漸失去了成就感，還是因爲孩子都長大成人、成家立業，跟自己分開住，也一點一點失去照顧孩子的喜悅，感受不到活著的意義，所以才想要自殺的嗎？」我在奶奶身上裝了心電圖監測儀、血壓計，以及可以看到血氧飽和度的床邊監視器後，檢測她的生命徵象，替她換上病人服，讓她和在外頭等候的家屬見面。

原本，我以爲老奶奶企圖自殺是因爲人生坎坷，推測她可能是被孩子拋棄，或是可能膝下無子，但一切都跟我想的相反，奶奶的兒子、女兒，甚至女婿走進加護病房時，滿臉都是擔心和傷心的表情。女兒過來詢問情況，剩下的家屬都去探視老奶奶，她看著擔心自己的兒子、女兒，伸出手摸著他們的臉龐，接連安撫他們：「我沒事，別擔心我。」這和一到加護病房便和我說「殺了我」，問我「爲什麼我死不了」的老奶奶，簡直判若兩人。

家屬難掩因老奶奶自殺而感到的錯愕，忙著向醫護人員詢問狀況。我向他們說明完治療計畫和老奶奶的狀況後便結束面談。等到探病時間結束，老奶奶又開始纏著我：

「殺了我，拜託你了。」

「奶奶，我是負責救人的護理師，我怎麼能殺人呢？這樣我會被關耶。」

「我拜託你了……殺了我，你可以殺了我嗎？」

「奶奶，爲什麼您要死呢？爲什麼一直說這種話。奶奶旁邊的每個人都在努力爭取多活一天的機會，您這是爲什麼呢？」

照理來說，我應該安撫老奶奶，多傾聽老奶奶的話，可是我實在是太難過，忍不住逼問：

「奶奶，剛剛您的兒子和女兒都很擔心您，如果我殺了您，要怎麼面對他們呢？您剛剛也叫他們不要擔心，可是您現在又和我說這種話，我又該如何是好呢？」

+ + +

以前媽媽生重病的時候，必須定時使用麻醉性止痛劑，但是因爲好幾個小時才會給一次，所以用過一次之後就得注射其他止痛劑。當時媽媽感受到的疼痛，只有麻醉性止痛劑能起作用，其他止痛劑都無法控制，她說甚至興起了「與其這麼痛，還不如被別人殺了」的念頭。

不知道是不是這份記憶和加護病房的情況形成對比，自從當了護理師之後，最令我感到虛脫的瞬間，就是看著自殺未遂住進病房的人。有的人是爲了不再痛苦，不，應該說是少點痛苦，也就是爲了活下去，而來到加護病房；有的人則是爲了死而自殺，卻因爲嘗試失敗而來到這裡。來治病的人，拚了命也要活下來，哪怕只有一天也好；而自殺未遂的人，只有一開始的治療很辛苦，但如果不嚴重，馬上就可以進食，並轉到普通病房。這兩種情況，眞有如天地之別。

之後，老奶奶看似冷靜下來，但沒多久又開始逼迫我了。老奶奶自殺時喝的是毒藥，因此喉嚨開始腫脹，說著「殺了我」的聲音也漸漸變小，很快喉嚨就啞了，等到她發不出來聲音，竟然改用紙筆寫下「殺了我」。

我不知道是什麼原因讓老奶奶這麼痛苦，是什麼讓她覺得厭世，但我希望老奶奶看看身旁那些奮力與死神搏鬥的人，不要再企圖尋死，畢竟世上並非只有好事存在。就像在沙漠走著走著總會看到綠洲一樣，希望她在自殺前能夠再多考慮一下，如果還是想死，那至少爲了自己心愛的家人，繼續活下去吧。

+ + +

有個病人因爲中風住院，接受手術後來到加護病房。他的右腦活動稍微遲鈍，但因爲動腦手術無法再把腦袋打開來確認手術是否成功或是否有出血等，所以需要經常照MRI或CT來確認。

看了主治醫師的醫囑後，因爲檢查需要使用顯影劑，我便讓實習醫師向家屬取得同意書，而我理所當然認爲家屬一定會同意。正當我打電話詢問檢查室什麼時候可以安排檢查時，實習醫師說：

「家屬說他們連十萬元都沒有，所以不做檢查了。那我把同意書放在這嘍。」

我趕緊去找家屬。

「您們眞的不做檢查嗎？」

「不做。本來我們兩個就打算去死，檢查又有什麼用？反正都要死。我們也沒那個錢。我們把錢給了女兒之後身上一毛錢也沒有，都被拿走了。所以幫我把這些管子都拔掉吧。我們要回家了。」

「現在您已經恢復意識，只要再接受一點治療，就能恢復日常生活了。」

「那又有什麼用？我們沒錢付給醫院，必須趕快回家。」

雖然在政府的補助下，只需要付小額的醫藥費，但是我想對家屬來說可能真的是很大的負擔。雖然這並非緊急的檢查，也不是因爲術後三、四天發生了什麼意識變化而非做不可，不做也就算了，但是我一直很在意家屬說的話。我對已經活超過七十歲的他們一無所知，也沒資格跟他們說「怎麼可以不檢查！」，也無法二十四小時跟在他們左右。因此，與其再加以相勸，我選擇聽家屬的。

最後，那位病人在教授的說服下，轉院到可以做復健的綜合醫院去了。但或許是我太擔心，接連好幾天，他們的身影仍在我的腦海裡揮之不去。不知道他們是否還健在呢？

囂張的新進護理師

護理師的世界被稱作女子軍隊，因爲位階上下的秩序跟軍隊沒什麼兩樣。一開始我也和其他新進護理師一樣，要適應一無所知的環境，學習新的東西彌補理論和臨床的差距。爲了好好學習、爲了能生存，不要太高調或做出讓人不順眼的事情才是唯一正解，但也因爲如此，被學姊侮辱時，底下的人把嘴巴閉起來也成了理所當然。這裡籠罩著一種氣氛，只要敢質疑學姊的正確性，就會被烙上囂張新人的印記。

在我還是新人的時候，曾住在醫院的宿舍，是四人一間的寢室，不過，很多護理師還是新人時就辭職了，所以雖然是四人房，但幾乎都是三個人睡一間。也有很多人住了醫院宿舍一陣子就搬出去，所以室友也經常換來換去。大概在我住進去三個月左右，我們房間來了新室友，看起來年紀比我大，也有些資歷，她和我被分配到同一個部門，第一印象讓人覺得很開朗。那時我正處於辛苦適應加護病房的時期，所以臉色很黯淡，而且我一直在煩惱「到底要不要辭職？所有護理師都是這樣工作的嗎？那我還要繼續當護理師嗎？」，多虧能和室友一起聊醫院的話題，才得以釋放壓力。

時間流逝，室友適應了加護病房，進入了可以照護病人的訓練期間，可是我本來以爲適應很好的她，卻突然提了辭呈。「爲什麼這麼突然要辭職？你不是做得好好的嗎？」我這麼一問，室友便開始向我吐露這段期間發生的事。她說受訓時被某位學姊罵，一開始挨罵，她覺得可能是自己做得不夠好，想說就算了。可是，從某一瞬間起，她突然覺得「不對勁」。

「你這個樣子是怎麼考過國考的啊？到底有沒有腦啊？拜託。」

「你爸媽知道你是這個樣子的嗎？」

「你在前一間醫院怎麼做事的？眞的看不下去了。」

除了這些，還有很多難聽的話，持續聽著這些話的室友，最終下定決心辭職離開醫院。雖然我想挽留，但也挽留不了，只能點頭認同她的辭職。之後，越來越多人因爲那位罵人的學姊而辭職，雖然我和那位學姊沒有直接交集，但心裡也對她產生了疙瘩。

過了段時間，我也結束受訓，可以獨立照顧病人，也忙著適應這樣的改變。雖然不懂並非理所當然，但是加護病房有太多事情要學習，每次都會遇到我不懂的事。有一天交接到一半，因爲要做不熟悉的血液檢查，我就問了那位學姊。

「學姊，這是在什麼情況下要做呢？」

「你現在是在『釘』我嗎？你自己想辦法弄懂啊。」

遇到不懂的可以發問吧？雖然我應該自己弄懂，但我並不是爲了「釘」她才發問，只是想知道才問的，沒想到會讓她有這種感覺。還有一次，我在看人工呼吸器是否正常運作，同時記錄檢測值，當我正埋頭苦幹，學姊便跑來問我數值。人工呼吸器每個模式要寫的數值都不同，她一個個問，我卻答不上來。除了對答不上來的自己感到失望，還要挨她的罵，所以表情也黯淡了下來。加上還有很多工作要馬上處理，被罵一頓也拖延到了，我正打算處理沒做完的工作，學姊就跑過來丟了一句：「臉幹麼那麼臭？」一聽到我也爆發了：「這種情況下我還得要笑嗎？」本來只能在心裡想的話，就這樣不假思索地迸了出來。說出去的話也收不回來，於是我就繼續做我的事。

當下學姊什麼也沒說，可是在那之後我開始被她「釘」得很慘。若我的病人看起來狀態不好，她就會跑來旁邊干涉每一件事。只要我想按照學過的、自己的方式處理，她就會一一干涉質問。

因爲病人的狀態不好，讓我變得相當敏感，我已經在處理了，她卻責備說：「你這個也不會？那個也不會？」我的自信心跌落谷底，對自己的處理方式懷疑不已，簡單說，我並不是在用自己的方式解決事情，而是被別人牽著鼻子走。我覺得我完蛋了，我無法對病人負責，也無法照顧他們。學姊嘴上說都是爲我好，可是這對當時的我毫無幫助，這樣說似乎很自以爲是，但我是眞的這麼認爲的。

我覺得不能再被牽著鼻子走了，不能把一切都輸掉。雖然我希望可以不受壓力影響，裝作若無其事的樣子專注於工作，但我做不到，我需要被討厭的勇氣。

有一次，病人的床邊監視器心電圖的模樣怪怪的，心臟不但跳得很快，血氧飽和度也開始往下掉，我覺得不對勁，便替病人做了血液氣體分析，一邊運作機器，一邊通報主治醫師。這時，那位學姊對著已經忙得暈頭轉向的我說：

「心電圖看起來怪怪的，你知道那是怎樣嗎？」

「我不知道，我會研究。」

「你連那也不知道？那把你研究的內容拿來。」

「……」

我認爲研究是我自己的事，不是爲了別人而做，也不需要給任何人檢查，所以沒有回答學姊。她要求了超過十次，要我把研究拿出來，面對她這些要求，我都不爲所動。儘管這樣很囂張，但是我的原則是，說出來的話就要負責。她不斷追問忙著處理狀況的我：「你不理我嗎？我叫你把你做的心電圖研究拿來！」那天的工作實在太累了，每件大大小小的事都和那位學姊起衝突，但我不會給出自己做不到的承諾。

「釘」很殘忍。從「你爸媽是這樣教你的嗎？」，到用「我不是在『釘』你，我是因爲你不懂才教你的」把狀況合理化，這樣的日子不斷重複，日復一日，我身上的壓力也扛不住了，有時候會沒來由地乾嘔，經常因爲心累而落淚。但是我不想辭職，或許我的方式也不對，可是如果辭職，就等於對不公不義屈服。和護理長面談的時候，她叫我把心裡的苦說出來，一直以來都在壓抑的我便爆發了。我要求轉到其他部門，雖然那位學姊讓我感到心累，但也不只是這樣，光是待在加護病房這樣讓人窒息的空間裡，就感覺像被囚禁一樣，護理長說，她會幫我申請部門調動。

+ + +

工作久了，經常會發生很諷刺的事。學妹和教自己的學姊聊到了男朋友，學妹說想和現在的男朋友結婚，學姊就突然臉色大變地說：「你事情做不好，要是突然懷孕就別來了。」工作歸工作，就算未婚懷孕，也仍是值得祝福的事情不是嗎？

聽說還有在手術室工作的學妹撐不到兩個月就辭職了。手術室通常爲了降低感染風險，會把冷氣調得很低，但是聽說就算太冷想披件羊毛衫，也會因爲不夠資深不能穿。難道因爲冷想穿件羊毛衫也需要資歷嗎？

有句話說，丟石頭的人不會記得，可是被砸中的青蛙會記得一淸二楚。

記得一清二楚。

每次經歷這種情形，我總是會想起一句話讓自己的心情平復。演員甄美里的女兒李侑菲，曾被酸民攻擊：「還不是靠媽。」當時，她是這麼回應的：

「如果某個人花十分鐘罵我，我就必須二十四個小時不幸福，那我也太虧了吧。」

醫師和護理師之間

電視上常看到醫師和護理師各拿著一杯咖啡在醫院裡走動，看起來好像很親密，或許每一家醫院的狀況不一樣，但真的是這樣嗎？咖啡？少作夢了。自己的部門都忙死了，如果遇到重症病人，彼此的關係只是更緊張。

在我還是新人的時候，還在和學姊學一做一，是個連什麼狀況該怎麼處理、要先做什麼都不知道的菜鳥。有一天值夜班，一位我負責的病人戴著人工呼吸器，血氧飽和度卻持續往下掉。當我發現血氧飽和度開始明顯下滑，心裡害怕到不行。眼看著數字80%、70%大幅往下掉，我便先找了主治醫師：「醫師，血氧飽和度掉得很厲害，現在該怎麼辦？」主治醫師一聽完，劈頭就對我大飆髒話：「操你媽的，先做動脈血氣體分析（ABGA）再跟我報告啊！」我說我知道了，就先掛了電話，但是動脈血氣體分析只有具醫師許可的人才能執行，然而醫師似乎認爲，沒有醫囑護理師也應該自行先做完再向他報告，所以才對我大小聲。我做完分析之後，又再打給他報告：病人的身體二氧化碳數值高，血氧飽和度低。

「你先把F.iO2調到80%。」

「醫師，二氧化碳數值高，只要調高F.iO2就好了嗎？」

「我現在過去！不要再打來了！」

我承認對工作還不熟練，可是因此被辱罵也讓我深受打擊。當時我還是新人，所以只能默默走進護理師辦公室哭。哭完出來，又得裝作若無其事的繼續處理工作。大概過了一個月，由於那位罵我的醫師經常和我碰到面，可能他自己也過意不去，或是對我感到抱歉，才對之前自己破口大罵的事向我道歉。

+ + +

我們醫院是大學附設醫院，下轄四間醫院。院內醫師每幾個月就會輪替，有次來了一位別間醫院的主治醫師，他平常和人交談的感覺就不太好，所以評價也不好。有一天，某病人的家屬從早上七點就來到加護病房前等待，說約了一位教授面談。其間，這位新來的主治醫師也出面說明病人狀況，但家屬還是沒能滿足，希望一定要見到教授。教授正在巡房，過來加護病房需要花很長的時間，但家屬還是反覆按著加護病房的門鈴，詢問教授來了沒。我只好打電話問主治醫師，他說教授還在巡房，很快就會過來。又過了好長一段時間，主治醫師終於打來。

「家屬還在等嗎？」

「請稍等，我去加護病房外看看。（回來後）醫師，他們還在。」

主治醫師說了一聲「知道了」，便掛了電話。但是教授仍然音信全無，時間一分一秒過去，家屬終於生氣了：

「只有你們的時間寶貴嗎？教授不是說要來，爲什麼沒來！到底要我們等到什麼時候？他眞的會來嗎？」

「請您們再等一會，因爲教授是從一般病房開始巡視，所以眞的需要花點時間。」

「但是也讓我們等太久了吧！」

家屬持續抗議，主治醫師也往這裡看了一下，接著走出來和我一起說明，但仍平撫不了家屬的情緒。後來，不知道醫師是不是太慌張了，或是把人搞錯了，又或者只是想找個人怪罪，他突然開始向我發脾氣。

「剛剛我打電話問你，你不是說家屬已經走了嗎？」

「醫師，您搞錯了吧？剛剛您打電話，我明明說他們人還在啊。」

「你什麼時候說的？你剛剛明明就說不在。」

「醫師，我剛剛說他們還在，這裡的同事全都聽到了，我不知道您現在在說什麼？」

聽到我的回答，他開始自言自語地抱怨起來。

過了幾分鐘，教授終於結束巡房，前來和家屬見面。家屬似乎也忘了剛剛才對我們發飆，聽完教授說明病人的狀態後就回去了。

又有一天，一早就有很多事情要向這位醫師詢問。因爲病人的血壓有點不穩定，我就順便打電話向他報告，但電話一通，在我還沒開口之前他就把電話掛了。起初我只不過想：「現在是巡房時間嗎？」過了一段時間，我再打了一次，但這次他反而對我發脾氣。

「我在開會！不要再打了。（喀）」

那病人血壓下降我到底該跟誰報告呢？是叫我自己看著辦嗎？因爲有狀況我才打電話告知，可是居然叫我不要打電話？那我到底該向誰報告呢？這件事讓我非常生氣。

還好，後來病人的血壓回復，只需要再確認醫囑當中的幾件事就好了。又過了一會兒，我心想會議應該結束了，所以又打過去，但是醫師仍對我發火：「現在那很重要嗎？我在開會，幹麼一直打來！」

「醫師，您的行程我不可能每一條都知道，您也沒發公告說什麼時候有會議，我有一堆事情要詢問您，您又不來，傳簡訊給您，您也完全沒回覆，那我要找誰確認？」

聽完我的話，他可能心情極差，怒火中燒地說：「我現在就上去。」他立刻就到了，一來就喊著問剛剛打電話給他的人是誰，我說是我，他就開始發怒，說我一直在他開會的時候打電話。

「醫師，您有跟我說嗎？您有發公告嗎？我又怎麼知道醫師您的會議從幾點到幾點？我有一堆事情要問您，所以從早上七點開始就簡訊給您，可是您什麼都沒回覆啊，那我還能找誰確認？」

「我自己會看著辦，過來跟你說啊。爲什麼要一直打電話！」

「醫師，我打給您就是因爲有事情要跟您報告。難道我打給您只是要確認醫囑而已嗎？如果您把這件事說成是錯的，那我以後還有什麼事情需要跟您報告呢？」

我們的爭吵越演越烈，護理經理也來勸架，把我們暫時帶開，等到情緒穩定之後，該確認的重要事項還是得確認，所以我又去找了醫師，說我們彼此可能有誤會，花不到五分鐘的時間就和好了，又帶起笑容開始工作。

照顧重症病人，彼此的情緒也會跟著緊張，偶爾就會發生這種口舌之戰。我們都想再多照顧一點病人，所以在我們忙碌之中，也會發生這些意外插曲呢。

懸崖

有時候，工作會遇到令人印象深刻的事件。那天急診室自殺未遂的人特別多，究竟是什麼事將他們推到懸崖上的呢？每個人一生應該都想過一次自殺，可是，是什麼讓人鼓起勇氣嘗試呢？我的腦袋裡閃過許多想法。

企圖自殺的人，大多是服用需要小心使用的降血糖血壓藥、安眠藥等藥物，或是服毒，也有人是吃了自己正在服用的抗憂鬱症藥物，甚至農藥、Bullsone Shot*、漂白水等意想不到的東西。還有人是嘗試上吊，不過這和服毒一樣並不常見。然而，那天竟有兩個人是上吊自殺未遂後被送來急診室，並等著住進加護病房。

* 汽車用品品牌 Bullsone（勁牛王）旗下的一款燃料添加劑產品。

加護病房的門打開，第一位病人躺在床上被推進來，後方無法一起進來的家人用眼神目送著他。病房的門關上，我將病人移到床上，他的狀態是我看過的病人當中比較好的。他戴著氧氣鼻導管（nasal cannula），血壓、脈搏、呼吸、體溫等基本生命徵象也不差，但讓我最在意的是，他雖然睜著眼睛，意識卻並不清楚。收到主治醫師的醫囑後，我快速整理病人帶來的東西便趕著出去，馬上開始準備迎接下一位病人。

第二位病人抵達以前，我先打開醫務紀錄查看。這是病人從急診室上來前的必要步驟，我必須先了解病人接受過什麼治療，以及我們這裡該準備哪些儀器或物品。醫務紀錄看到一半，我的心裡「啊」了一聲，稍微能理解她爲什麼會跳下懸崖了。她是個平凡的家庭主婦，年紀三十幾，有三個兒子。她的生活本來無風無浪，直到有天她在丈夫的手機裡看到不該看的內容，一切的禍根都是因爲丈夫和公司前輩的聊天室內容。在那個聊天室裡，她看到丈夫的另一面，雖然不知道具體內容，但根據紀錄，是關於買春的事。此後她每天都活在懸崖邊，搖搖欲墜。而且，這並非她第一次嘗試自殺，不久前她也曾服用過量抗憂鬱症藥物。之後，她又更靠近懸崖一步，站到了更加危險的地方。

她想了又想，最後選擇上吊。這次的決定十分致命，脖子上的傷口讓她難以呼吸，一抵達急診室就做了氣管內插管，並戴上人工呼吸器。血壓一直往下掉，因爲怕有什麼萬一，急診室甚至插入了中心靜脈管，也吊了升壓劑等，然後就等著送來加護病房。

「請將〇〇〇病人送上來。」我打給急診室。

實習醫師一邊壓著AMBU，一邊整理好不容易才來到加護病房的病人狀態。脖子上的傷痕訴說了她所經歷的痛苦時刻，我幫她換上衣服，整理了中心靜脈管、點滴、人工呼吸器，讓雜亂的管線變得有條有理，接著我和家屬面談、做資料調查，並介紹加護病房。

病人的家屬進來了。老實說，當時還小的我本以爲她的丈夫應該不敢進來，因爲我認爲丈夫本人也是這麼想的，若是其他家屬知道了事情眞相，他還抬得起頭來嗎？可是出乎意料，丈夫也一起進來了，一副擔心會發生什麼事一樣的開始嚎啕大哭，哭到連站都站不穩，癱坐了好一陣子都站不起來。當我們忙著處理病人的狀況，丈夫就這樣癱坐在加護病房前，完全不知道會發生什麼事，只能焦慮地等待。每當加護病房的門一打開，本來坐著的他便會突然跳起來，深怕妻子有什麼三長兩短，就這樣反反覆覆。看到丈夫的模樣，我們也只能盡人事聽天命了。然而，最後我們仍無法將他的妻子帶回這個世界。

+ + +

父母失去了自己的孩子，丈夫失去了妻子，孩子失去了媽媽，對他們來說不只是人生失去了什麼，而是被留下了空蕩蕩的缺口。未來的日子又該如何填補那個缺口呢？想到這裡，便覺得被留下的孩子心裡要承受如此重擔，實在太殘酷了。

今天又來了一位嘗試自殺的人，他躺在急診室，是一位三十幾歲，非常年輕的男性，有妻子也有小孩，是家裡的家長。雖然不知道是什麼事情將這些人逼上絕路，但是我希望，當他們站在懸崖前，能再多想一下愛著他們的人。如果家人用自殺了結一生，父母的心上就彷彿被釘了一根大針，心痛不已；另一半則會責怪自己，一次又一次希望死的人是自己；被孤零零留下的孩子，未來將活在一個沒有父親或沒有母親的人生，他們留下的缺口一輩子也無法塡補。今天我也仍爲他們祈禱，希望他們不要爲了獨自掙脫悲慘的人生，做出如此衝動的選擇，請再多看一眼那些愛著自己的人，試著站在他們的立場上想想吧。

灰姑娘護理師

小時候大家至少都看過一次《灰姑娘》童話。故事裡，灰姑娘和姊姊們不一樣，總是得攬下辛苦的工作。護理師，就跟灰姑娘一樣。

有一次，我久違地和在一般病房工作的同學見面，從問候彼此最近過得如何，到男朋友、旅行、興趣等話題無所不談。當然，占我們話題最多的就是醫院的事，聊病房的狀況、新進護理師等各種話題，其中有一件事同學講得口沫橫飛。

原則上，醫院規定病人若住院，家屬需要二十四小時看護，如果家屬不方便，通常醫院也會建議找看護。護理師不太可能每個病人都特別照顧，大學附設醫院也不像療養醫院會幫病人處理個人衛生問題，例如換尿布。護理師有許多例行工作要做，包括固定檢測血糖、檢測生命徵象、發抗生素、給經口藥等，除此之外還要消化額外的附加工作。

舉例來說，如果這天有病人要檢查，從是否準備同意書，到確保血管通路、點滴是否有漏，每一項都必須細心確認，也要確定家屬是否人在病房。這些大大小小的事情，都需要事先準備，當檢查室一通知，就要馬上送去做檢查。如果護送人員下班，護理師就只能親自護送病人到檢查室。如果這時病人說打針的地方痛，或針頭掉了，就要重新幫他檢視；如果出現緊急狀況，也必須把例行工作往後推，優先處理眼前狀況。處理完後若時間充裕也就算了，但事情總是一堆再堆，堆成了山，不管再怎麼加快腳步，這些工作量也絕不可能在下班時間前完成。

現在想想，工作的時候護理師無法上廁所，而且別說是吃飯了，就連口乾舌燥也沒時間喝杯水，連基本的生理需求都無法解決，只能在護理師室前奔波，爲工作焦頭爛額。有一天，學姊對同學說：「拿床套給╳╳號的○○○先生。」她便拿了床套前往病房。

「○○○先生，床套在這裡。」同學看了病人的床，發現大便溢出尿布，甚至浸濕了床套。病人正要下床一點一點整理，家屬這時說了一句話：

「爸，你不要動，護理師會幫你換尿布和換床套。」

聽到這句話的當下，同學心想：「護理師的工作到底要做到哪裡爲止？」照護不舒服的病人，就是照護他們的日常，每件事都可能是照護工作，可是到底界線在哪裡？做這些雜事都會消耗時間，而這些事情一件兩件加在一起，當然會壓縮到給抗生素的時間、送病人去檢查的時間、給點滴的時間，會有這些問題，是因爲護理師一個人需要照顧的病人太多嗎？

韓國正在推動「全責護理師*」政策（增加護理人力，改善病房環境，即使家屬或看護不在病人身邊，護理人力也能親力親爲照顧住院病人的制度），入住全責護理病房的病人，大部分都有一定能力打理個人衛生，意識也很清楚，雖然如此，有的人就算沒有移動障礙，還是會按鈴要求護理師倒水。醫院在「顧客爲上、服務掛帥」的名目下，強調親切的重要性，即使護理師遇到了覺得「這樣對嗎？」的事，也還是會先說聲「抱歉」，再接著處理完所有事情。

如果向某個人自我介紹「我是加護病房的護理師」，最常聽到的話就是「辛苦你了」、「你一定很辛苦吧」這些帶著同情的話語。沒錯，加護病房很累，有則傳言說，如果聽到「請你調到加護病房」這句話，護理師就會辭職，所以從加護病房辭職的人數多到數不清。從新人時期開始，僅做一年就辭職的護理師我已經看了超過二十人，二十人以後我連數都不數了，因爲眞的太多了。辭職的人當中，雖然有很多是新進護理師，但是已經累積了一定年資的護理師也不少。

爲什麼他們要辭職？雖然我是見證人，也親身經歷過，但臨床還是難以改變，只得忍了又忍，等到實在忍無可忍，就只好另尋出路。有的人說要試試公務員，或出國當護理師，或進國營事業等等，那麼誰來補這些辭職者的空缺呢？就是新進護理師。新進護理師進來後，要成長到「某種程度上能照顧病人」也要幾乎一年的時間，可是

---

* 韓國稱作「護理照護統合服務」，由護理師和護理輔助人員二十四小時照護病人，不需要家屬或額外請看護來照顧病人。

加護病房裡全都是新進護理師，有經歷的護理師大概十個人當中才有一個，甚至往往連一個都不到。

留下來的護理師，必須承擔辛苦的業務，直到新進護理師能夠照顧病人，還要肩負起教育新進護理師的責任。爲什麼加護病房都是新進護理師呢？爲什麼資深護理師即使轉到其他醫院，資歷也不被承認呢？爲什麼市面上一堆關於海外護理師的相關書籍呢？不就是因爲在韓國工作卻不被肯定，被逼上了絕路才決定到國外當護理師的嗎？如果護理師一位、兩位地出走，那麼還有誰會留在韓國的醫院照顧病人？會不會在不久的將來，韓國就會像德國一樣，生病時身邊都是文化不同、語言不通的護理師在照顧呢？大家想要的是這種護理環境嗎？

每到環境評鑑，更是可觀，我進醫院是來當護理師的，並不是環境美化員。值班時間被工作纏身、被病人纏身、被醫師和前輩同事纏身，用火一般的意志才能完成工作，卻還要留在醫院打掃環境。從整理床頭的監測儀電線、層板，到擦拭床鋪、牆壁、抽屜的每一層，這都只是基本而已，連自己的家都沒在打掃了，卻在打掃醫院。

有一次休假我回老家，卻收到醫院評鑑的通知，叫休假的人也要來參加打掃，可是我已經回老家了，就向護理長報告不方便。等休假過後回到醫院，一位同事像等了很久似的跟我說：

「難道你不是醫院的一分子嗎？爲什麼只有你不用參加？」

「我那天人已經回去老家了，而且我也先跟護理長說過不能參加。」

那位同事不發一語。我心想，自己既不是因爲做錯事被罵，也不是被聘來當環境美化員，我正正當當使用我的休假，難道連這樣也要看人臉色嗎？我做錯了什麼呢？有這麼嚴重嗎？我一回到老家，看到公告還要取消休假過來嗎？就算來了，我的紀錄也是休假，然後默默做著拿不到薪水的工作嗎？

環境評鑑是整間醫院的事。醫院是由醫師、護理師、護理助理員、臨床病理師、緊急救難人員等這麼多人組成的團隊所經營的空間，可是我不能理解，爲什麼大家只認爲這是護理師該做的事呢？

爺爺，你怎麼這樣！

新人時期有一位老爺爺讓我印象特別深刻。那時我正忙得東奔西走，他總是扯著喉嚨叫我：「喂！那個跑來跑去的！喂！」因爲爺爺得禁食，連水都不能喝，不管我怎麼解釋，他就是不聽，始終堅持自己可以喝水，說他最了解自己的身體。可是，每個人都有自己的事情要忙，無法只照顧爺爺，於是我跟他說：「爺爺，禁食連水都不可以喝。就算您大吼大叫，不行就是不行，我們無法拿水給您。不可以再大叫了。」

即使如此，爺爺還是對每個經過的人持續喊著「喂！去幫我倒水！喂！」並吵著要離開加護病房。有一天我忙得要死，爺爺對著跑來跑去的我咆哮：「喂！你沒聽到嗎？喂！我都可以當你爺爺了，大人跟你說話就要馬上過來啊！沒禮貌！」那一刻，我好像被他變成了壞人，當時年紀還小的我心裡眞的很討厭他，所以也不知不覺向他頂嘴。

「怎麼了？我都聽到了，爺爺，都已經跟您說了要禁食，您還不是繼續討水喝！」

「沒禮貌！大人說話竟敢頂嘴。喂！去拿水過來，我的身體我自己知道。我可以喝水！」

「爺爺，我不是不想給您，是醫師的醫囑說要禁食！還有爺爺，您一直說您都可以當我爺爺了，爲什麼還一直『喂』來『喂』去地叫我？您明明就知道這裡是哪裡、我是做什麼的人，不是嗎？」

爺爺聽完我的話，更生氣了，用命令的語氣說：

「喂！去給我倒水！」

「爺爺，您叫孫女也叫『喂』嗎？請您還是叫我護理師，不然您叫孫女的時候也是叫名字對吧？（我指著自己的名牌）我的名字在這裡啊！您乾脆叫我的名字吧！」

「喂！你對可以當你爺爺的人這什麼態度！」

吵累的我直接走掉，回頭完成手上的工作。爺爺讓我想起我那脾氣固執的外公。

爺爺長期臥病在床，已經在加護病房住超過一個月，我照顧他的日子也漸漸變多。有一天他發燒了，全身發紅，本來精力充沛的爺爺，竟然都沒出聲。看著平時大吼大叫的他無力躺著的模樣，和我們起爭執時的景象重疊，讓我心裡更在意起他的狀況，十分過意不去。我問他：「爺爺，會不舒服嗎？」他有氣無力地說不舒服，我的心中充滿歉意。後來，我和爺爺的感情變得很好，也差不多在這個時候他的病情好轉，就轉到一般病房了。

過了一年左右，我都快忘記爺爺的時候，那天是早班，我正忙著處理主治醫師的醫囑，突然有一通從一般病房打來的電話，說情況危急，要求我們接收病人。因此我暫停手邊的工作，專心準備迎接這位緊急病人。就在此時，病人進來了加護病房，當我爲了移動病人而看向他的臉的那一刻，我不得不停下來，他正是每天叫我「喂」的那位爺爺。他已經失去意識了，我趕快從頭到腳檢查他的身體，他幾乎無法自主呼吸，所以幫他進行氣管內插管，並啟動人工呼吸器。

結束緊急處理後，我爲他整理床鋪，並幫他蓋上了被子。以長期住院的人來說，爺爺的自我看護做的眞的很好，他的身上散發出小孩尿布疹時會使用的爽身粉味道。每當我照顧著爺爺，看著他的臉時，都會喃喃自語地說：「爺爺！張開眼睛啊！爺爺你怎麼會這樣呢？」他來到加護病房時，瞳孔對光反射已經不太有反應了，雖然做了緊急插管，但看來很難再恢復意識，正因如此，我更氣憤了，也更加想念以前那位傲氣凌人的爺爺。

爺爺是因爲病情加劇，才從一般病房轉來加護病房，家屬聽到消息後都急忙趕來醫院，並且和主治醫師面談。主治醫師向他們說明，因爲爺爺心跳停止，加上長時間臥病在床、痼疾纏身，看來是不會恢復意識了。通常家屬聽到這樣的說明都會大受打擊，需要花時間接受，可是爺爺的家屬一下子就決定不再繼續治療，要轉院到療養醫院。

通常，療養醫院不太接收已經插管又戴著人工呼吸器的病人，因爲插管後會併發氣管狹窄，導致內管堆積雜質堵塞，只能使用兩週。因此在這段期間，病人必須練習拿掉人工呼吸器，如果無法練習，或無法自主呼吸，就必須切開氣管，做新的氣管。

若是必須持續使用人工呼吸器，也要在適應家庭用人工呼吸器之後，才能前往療養醫院。我向家屬說明了這些治療內容，但是他們的答案仍然不變，最後，他們找到了願意接受轉院的醫院。

我向家屬說明，爺爺轉院需要花不少時間，可能在移動途中就會死亡，但是家屬說自己的兒子也在醫院接受治療，已無法再負擔更多醫藥費，也已經做好舉行葬禮的心理準備，最後仍帶著爺爺轉院了。沒想到，這次在加護病房見到爺爺，他已經失去意識。我心裡很難過，聽到家屬早已準備好隨時辦後事，讓我又更加掛念。送走老爺爺後，有好一段時間每當我經過他會待著的位置，總會看到他的模樣生動地浮現在我的腦海裡。

用微小的勇氣，接受挑戰

「勇氣」是「勇往直前無所畏懼的氣魄」的意思。聽到這個詞大家最先想到的什麼呢？我自然而然想到的是「挑戰」。

現在想想，從小時候一直到去年爲止，我眞的很害怕鼓起「勇氣」。或許是因爲我想逃避伴隨勇氣而來的責任吧。挑戰只會讓我感到無比壓力，我認爲即使什麼都不做，也能保持現狀，而這樣也沒什麼關係。就算到現在，我也仍然覺得不錯。

我會踏上護理師這條路，並非因爲有很多夢想和想法。考完大考後，決定上什麼大學前，爸爸得了胃癌，做了手術和接受抗癌治療，這讓我心生不安，彷彿隨時都可能成爲擔負起一家責任的家長。當時我只能申請三所學校，我沒有勇氣做出危險的挑戰，所以便選了好就業的護理系，上了離家最近的大學。

上大學的期間，我從來不覺得自己不適合護理系，我爲自己可以幫助某個人而感到自豪，我自己也覺得學到的東西很有趣。雖然這並非我的第一志願，但是大學生活我過的還是挺愉快的。

接著，我進了大學附設醫院，成爲新進護理師。太累了，用兩個「太」來強調還是不夠。我每天哭，每天都遭受挫折。你們相信嗎？當時我眞的認爲未來一片黑暗，人們常說的「窒息感」，我是眞的切身感受到了。每一天都是難以呼吸、不斷嘆氣的日子。對我來說，只有今天活著，看不到明天。但就算我覺得現況已經威脅到自己，仍然無法鼓起勇氣辭職。

我當然是想逃避遞辭呈後需要承擔的責任。我知道不能再跟父母拿零用錢，也沒有勇氣爲了找工作寫自傳、到處面試。況且，新人時期我已經被「釘」得體無完膚，如果因爲想辭職而辭職，我可能會變得什麼都不想做，只覺得自己是一個「失敗者」，選擇放棄一切。這種狀況讓我進退兩難，加上我又膽小，於是便和自己做了個約定，就做三年看看。

熬過了新人時期，雖然辛苦的日子仍默默持續，但是那段如颼風般的時光已經過去了，我的內心也找回了一些平靜。然而，有一天我突然發現自己的另一面，有別於「什麼都不做也很好、很平靜」的自己，我發現自己竟會爲了瑣碎小事生氣、發牢騷，或抱怨。我不能體諒學妹因爲太忙而無法做完工作，我會因爲「爲什麼把事情拖到我值班？」、「爲什麼在我巡房前、交接前沒把事情做完？」這些瑣碎的事情而生氣。在日常中亦是如此。當我開車時，明明繞一下也可以，但如果有其他車擋路，或是突然插進我正在行駛的車道，我就會急躁地按喇叭。我突然開始從第三者的視線，看到了自己的這一面。

我以爲我已經適應，以爲游刃有餘而感到平靜，但一切都是抱怨。我每天都看著心情不好、不開心的自己，沒有自信鼓起勇氣做任何改變，但又對現況感到不滿。

大概就是從那時候起，我開始檢視自己，思考是從哪裡變得不對勁，我撥出時間煩惱、反省我的人生中「工作」是什麼?我想要過什麼樣的生活?這些煩惱和反省，至今都還是進行式，雖然我無法定義這是不是第二個青春期，或是蛻變成大人必經的成長之痛，但是我停下了漫無目的、不假思索的橫衝直撞，然後檢視我自己。雖然面對自己需要很多勇氣，但我必須掀開自己想隱藏的一面，只有面對自己不願承認的那一部分，才能看見素未謀面的自己的眞面目。

於是，我開始在人生中將「工作」減重。在被工作和家裡一分爲二的圓餅圖中，加入「興趣」這個項目。可能有人會覺得「這需要這麼多勇氣嗎？」，但是對不想失敗的我來說，這一切都是挑戰，都需要勇氣。我先從做手工蠟燭開始。起初我做得都不漂亮，心裡很難過，總覺得浪費了自己投入的時間，但之後，我一次比一次做得更好，不知不覺家裡已經具備可以隨時做蠟燭的工具。**從小小的挑戰開始，讓我對之後的成果越來越滿意**。

以前我想跟著同事參加讀書會，可是總卡到上班時間，只能不斷延後。或許我是害怕自己一個人參加某個團體，不，或許是我害怕大家都已經很熟了，只有我一個人感到尷尬。其實就算我說不去，也不會有任何損失——我只是想而已，卻不會挑戰過。

然而有一天我開始了自己的挑戰。我敲了敲名爲讀書會的大門，雖然現在還沒完全適應，但是能和大家分享自己的想法，是一件非常有趣的事，所以只要休假，我一定會撥時間參加。讀書會有一個「十五分鐘寫作」的時間，大家定好一個日常的主題後，各自在十五分鐘內寫出一篇文章，並和大家分享，當然這不是強制性的。這段時間的活動是我覺得最有趣的，因爲讀書會的成員各個年齡層都有，有的人的文章可以感受到他的年輪，有的則蘊含了年輕人獨樹一格的想法。正是對這個活動產生了興趣，也刺激起我想寫作的慾望。我覺得把自己的想法寫成文章是非常棒的事，藉白紙宣洩，調適工作或日常生活中承受的壓力，就像脫下不合身的衣服般得到解放，於是我便開始寫書。

一開始，我的挑戰並非完成目標，如果抱持這種想法，那麼我絕不會開始這項挑戰了吧。一直以來，我都在逃避伴隨挑戰而來的責任，對我來說，投資的時間和成果必須成正比——正是這種壓力不斷壓迫著我。因此，我打算試著一天寫一頁，漸漸地越寫越多，漸漸地產生野心。本來只是靠微小的勇氣挑戰，卻讓我走到了這裡。而且，寫作的同時我也感受到，當你要開始一件事的時候，若是以「挑戰」爲始，就會在無意識中想著「結束」，而結束總會給人一定要成功的壓迫感，我經常被這種想法給束縛。我該做的，就是拋開「成果等於結局」的壓力，並且思考「過程」，因爲，我是否樂在其中，是否感到幸福，才是更重要的。我也領悟到，不論成功與否，結束並非結束，而是過程的一部分。

雖然我仍然漫無目的、胸無大志，但是我不怕。以前我害怕未來是一片黑暗，現在我好像學到了把自己交給當下的洪流，也獲得了智慧：「鼓起勇氣挑戰，不僅能獲得成果，而且無論成敗，都只是過程的一部分」。

小說家金炯璟（김형경）在《人的風景》中說：「愛的相反詞並非憎恨或憤怒，而是漠不關心，生的相反詞並非死亡或倒退，而是防禦機制。」因爲防禦機制，讓人祈求不要死去，祈求無時無刻都活著，祈求能夠活下去。

想放棄的時候

每個經歷職場生活的人至少都會有過一次「我想辭職」的念頭，我也有無數次想辭職的瞬間。尤其是因爲人際關係。才不過幾個月前，我每天都想辭職。

從新人時期起，當我對學姊有話直說的時候、處理投訴的時候、和醫師起爭執的時候，我都希望能馬上擺脫這個地方。尤其當我自己也成爲學姊後，訓斥資歷淺的學妹總是讓我很爲難。或許一般人很難理解，這都是因爲當我還是新人的時候，就曾經只不過資歷較淺就被任意對待，而我眞的很厭惡這點，甚至還暗自下定決心：「等我當上學姊，絕對不要這樣對待學妹。」

大家都是大人，好好說對方也都能理解，可是傷害別人的自尊，把對方當成透明人，打招呼也不予理會，眞的很過分。曾經我明明打了招呼，卻因爲「你沒有正對著我的臉打招呼」而被念「你不會打招呼嗎？」，雖然我決意不要變成這樣，但是在眞的很忙的時候，就連我也無法例外。狀況緊急時，若是我對新人說「把這個拿來」，但她卻拿了另一個東西來，我也經常不知不覺脫口而出「你到底在幹麼？」。一開始我以爲這是因爲狀況過於危急，只要脫離當下狀況就會解決。簡單來說，我不斷在爲辭職找藉口。

當我被「釘」的時候，學姊對我說：「你知道你脾氣很拗嗎？」我就會想：「這樣對嗎？看來我應該馬上寫辭職信。」

除此之外，當學姊說了好一陣子不好聽的話之後，她們總會這麼說：

「這都是爲你好，要是討厭你，就不會說這些話了。」

「我這是爲你著想，你爲了當護理師在學校念了幾年書，讓我覺得可惜啊。我想管管你，但是都忍下來了。」

她們說的是眞的嗎？但是她們毫不留情的批評，和她們口中的話語完全相反。不管她們用什麼方式表達，我都感受得到。

就在我因人際關係感到疲倦，想辭職的時候，我去聽了平時就很喜歡的作家金美京演講，她提到，如果是爲了夢想，就不能辭掉現在的工作，現在的工作將會是未來幫你圓夢的基石。

看著同事一個個爲了找尋自己的出路而離開，我和一位留下來的同事在聊醫院的事，我問她：「你什麼時候會辭職？」我一說完，同事便語帶模糊地說：「雖然我也想馬上辭職，但我想兩年後結婚，五年後也想做其他的事……」

雖然很辛苦，但是仔細想想，不過都是因爲一些很小的理由就想辭職。不管這份工作有多辛苦，也不需要爲了那些人放棄自己的人生，她們在自己的人生中有這麼重要嗎？有重要到讓自己改變人生嗎？

作家金京（김경）在已經絕版的訪談集《金薰是金薰，Psy 是 Psy》中提到，小說家金薰（김훈）說過下面這番話。

當人們聚在一起罵我的時候，我會想：「你們這群傢伙就算罵我，我也不會有任

何損失，我也不會因為你們稱讚我就變得偉大，所以你們想怎麼樣就怎麼樣吧。我不會因為你們而受傷或變得不平凡，我會過我的人生。」

因此，當你想要辭職的時候，希望你不要是出於外部因素或他人而衝動決定，而是朝自己所選擇的、肯定的生活走下去。一切都會過去的。

一切都會過去的

塞西爾・弗朗西絲・亞歷山大*

一切都會過去的
日出的莊嚴若無法在早晨中持續
雨水也會永不降臨
一切都會過去的

日落的美麗也不會延續到午夜
但是大地和天空和雷、
風和火、
湖泊和山和水，
這些會永遠存在
若連這些都消失
人類的美夢還能持續嗎
人類的幻想

當你還活著的時候

* Cecil Frances Alexander（1818 - 1895），愛爾蘭聖詩女作者，最著名的作品為〈萬物皆光明而美麗〉（All Things Bright and Beautiful）。

接受發生在你身上的事吧
一切終究會過去

警報聲

聽到「警報」（Siren）這個詞，我最先想到的就是醫院。歌手宣美的歌曲〈Siren〉曾經登上音源排行榜的第一名，搞不好有的人聽到「Siren」最先想到的是她的歌也說不定，或者也可能想到緊急狀況、急診室，但我想說說身爲醫護人員對「警報聲」的感想。

「警報」是用聲音來告知危險的裝置，所以醫院附近經常充斥著警報聲。以前我聽到警報聲就會停在原地，擔心是不是發生了什麼事，現在我住的地方和醫院不過一分鐘的距離，早晚都聽得到，有時候還沒意識到是警報聲呢。

當人們接收到自己身體傳來的「警訊」，便會到醫院來，因爲想緩解不舒服的症狀，或是來檢查自己是不是生病了，又或者是來確認原本的治療方式是否有效。當然，我認爲也有很多人是爲了好好活著而來，有些人則是爲了好好走完最後一程而來。

「醫院」具備病人看病、治療所需的設備，所以我認爲，爲病人看病、治療才是醫院的當務之急。可是最近的醫院強調的卻是以親切爲主的「服務」，於是醫療變成了服務業。親切當然是好事，開朗的氣氛具有讓人心情變好的魔力，對身心俱疲的人來說，親切可以撫慰他們。

只是讓我感到惋惜的，是在「醫療服務」的名目下被忽視的醫護人員人權。每次看到新聞上醫護人員遭受施暴的事件，我心裡都會想，是不是因爲醫院太強調「服務」才會發生這種事？就算病人或家屬對醫護人員做出語言暴力、行動暴力，身爲提供醫療服務的人，在「以客爲尊」的韓國，根本是有苦說不出。誰會沒事對病人和家屬故意說不好聽的話呢？說著不好聽的話，自己心情也會變差，但爲什麼還是想說呢？以下是病人應有的權利和義務。

病人的權利

1. 接受治療的權利

病人為了保護和增進自身健康，有權接受保健醫療的服務，不該因性別、年齡、宗教、身分、國籍、語言、種族、精神，以及身體上、精神上、經濟上的問題等原因受歧視，或其健康相關權利受到侵害，醫護人員無正當理由，不得拒絕診療。

2. 知情的權利及自我決定權

病人有權針對負責的醫療團隊之專門領域、疾病狀況、治療目的、治療計畫、治療方法、治療預期結果與副作用、出院計畫、診療費用、是否為醫學研究對象、是否器官移植與捐贈等內容，向醫療團隊要求充分的說明，以及有權詳細詢問和決定是否同意。在倫理範圍內開始進行特定治療及計畫性治療後，病人有權利要求中斷或拒絕，並要求醫療團隊對替代性治療做出說明，再行決定是否執行。

3.隱私受到保護的權利

病人關於診療相關的身體上、健康上的隱私，和私生活的隱私不可被侵犯，醫療團隊和機關除了獲得病人的同意或情況符合犯罪調查等法律規範的情形下，不得洩露、公開包含病人個資在內的隱私。

4.申請諮詢及調停的權利

病人發生醫療服務相關紛爭時，得以向內部機關或外部機關（韓國消費者院、韓國醫療紛爭調停仲裁院等）申請諮詢及調停。

5.價值觀或信念被尊重的權利

病人不會因文化、宗教價值觀或信念等原因而讓治療或權利受到損害。

6.身體受保護和保持安定的權利

當醫院發生危險，病人有受保護並保持身心安定的權利。

病人的義務

1.信任及尊重醫療團隊的義務

病人必須清楚告知醫療團隊自己的健康相關資訊，並且信任和尊重醫療團隊的治療計畫。

2.不以不正當方式接受治療的義務

病人接受治療前必須揭露自己的身分，不得冒用他人名義接受治療等造假行為，或以不正當方式接受治療。

3.遵守醫院內相關規定的義務

病人必須遵守醫院內相關規定，以及尊重其他病人，並且誠實履行和醫院之間所締結的金錢義務。

這些是病人的權利和義務，可是他們都不遵守義務，只主張自己的權利。面對這樣的現實，我不禁感到懷疑。

病人「知的權利」真的很重要，因爲病人聽完自己的狀態和治療計畫後，就必須思考自己的生活（健康、善終），還要做出符合其價值觀的決定。但是有時候會發生這種狀況，加護病房裡幾乎都是意識不清的人，所以醫護人員多半都是和家屬說明狀況，只要每次來的家屬不一樣，就得申請新的面談，要和這麼多家屬面談，導致護理師和醫師的時間眞的不夠用。因此我們會建議家屬，如果想聽完整說明，就等家屬聚在一起的時候申請面談，或請一位負責傳達就好。不過即使如此，還是有家屬堅持要我們對他另做說明。

又或者是家屬申請了和主治醫師面談，但是有另外一位病人生命危急，導致主治醫師無法前來，就算我們做了充分說明，還是會有家屬說自己的家人同樣危急，要求主治醫師馬上過來。也有家屬會向護理師瘋狂抱怨：「到底是哪裡不舒服，爲什麼不幫他治療？爲什麼主治醫師從來都沒來看？」但等到主治醫師登場了，又一副自己從未抱怨過的樣子向醫師道謝。

醫院不是只有醫師，還有護理師、救護人員、臨床病理師、護理輔助人員、護送人員等各領域的人們，大家都在自己的領域爲病人的安危盡心盡力，所以希望各位能思考這一點。

也希望各位能多關心這些醫護人員所發出的「警報聲」。

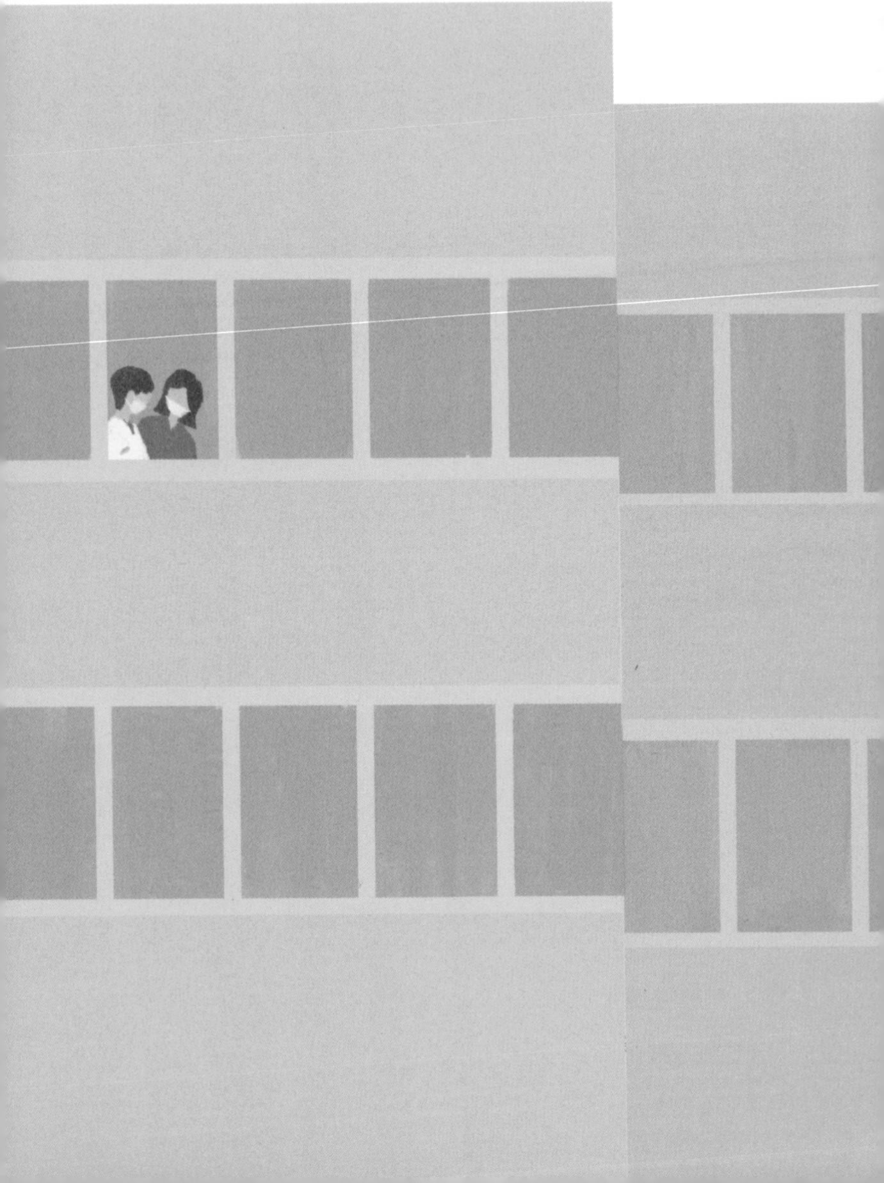

第2部

不要麻木

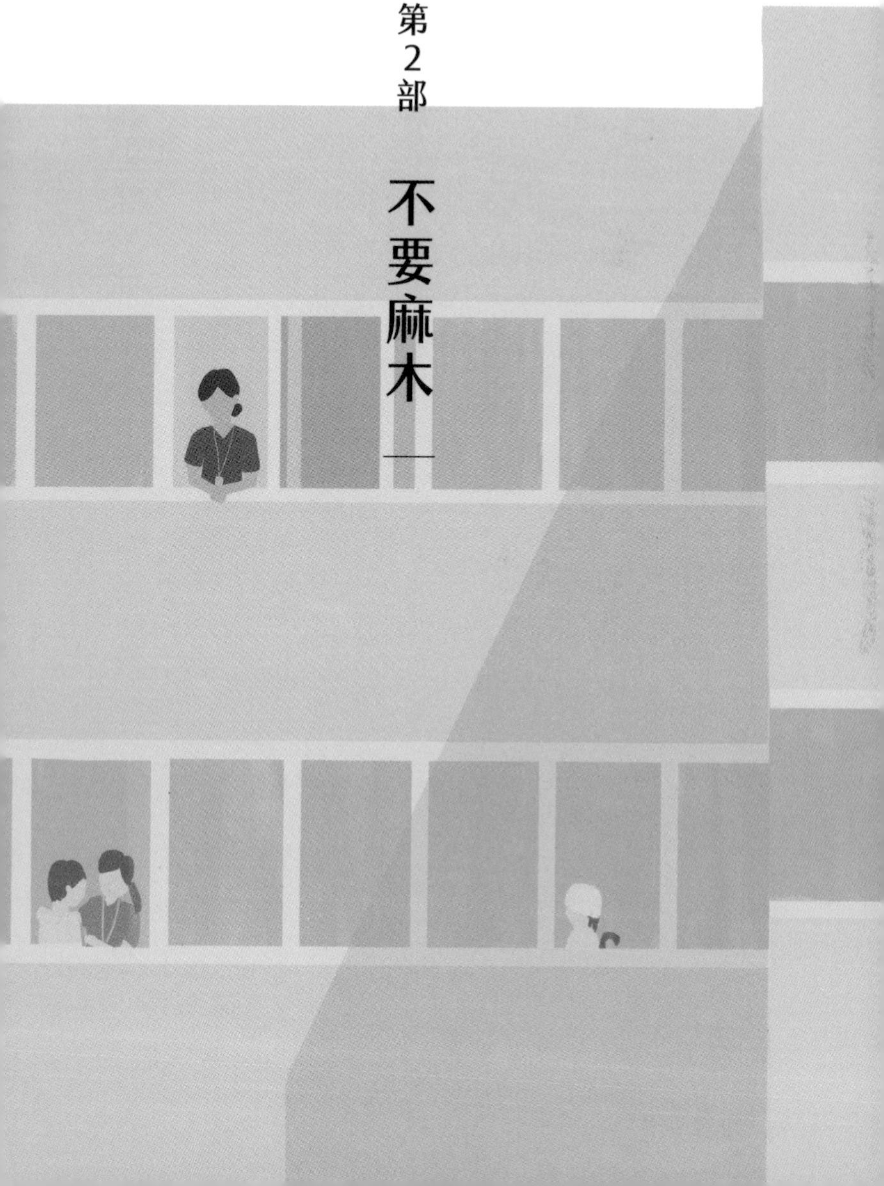

看似麻木，卻並未麻木

加護病房位於生死交界之處，每天都會面對好幾次死亡。新人時期最辛苦的就是看到有人去世，可能是某個人的摯愛，可能是某個人珍貴的爸爸或媽媽，或是某個人的心肝寶貝。看著家人聽到死亡宣告後痛哭失聲的模樣，我似乎也能感同身受，默默在眼裡噙著淚，做什麼工作都心不在焉。

但是，護理師不只照顧一位病人，不能被情感淹沒，必須若無其事地繼續工作，若無其事地做遺體護理，直到下班前，彷彿已經遺忘了這幅情景一樣。然而一回到家又會再度想起，甚至出現在夢裡，這就是爲什麼下班後我總是需要發呆看電視或聽歌。

+ + +

ＤＮＲ指的是，當病人隨時可能去世，即便救回來，存活希望也不高，所以不施予心肺復甦術的處置辦法。若病人身上有太多痼疾，或年事已高，已經沒什麼希望時，我們就會向家屬說明ＣＰＲ，並取得他們的同意。在施予ＣＰＲ時，爲了讓心臟將血液打到全身，必須使勁按壓病人胸部，但這可能也會造成肋骨斷裂或產生瘀血；若家屬同意ＤＮＲ，那麼，發生緊急狀況時，護理人員將不會施予ＣＰＲ。可能有人會誤以爲，放棄ＣＰＲ指的是僅放棄心臟按摩，但實際上可能還包含了不使用升壓劑，以及當身體的血氧飽和度往下降時，也不進行氣管內插管。

有一天我值班的時候，遇到一位老爺爺必須維持 high flow（高流量氧氣治療）才好不容易能呼吸，他的手環和名牌貼著寫有ＤＮＲ的紅色貼紙，也就是指，當血氧飽和度無法維持時，將不會進行插管的ＣＰＲ。我無法爲他做任何事。我的工作，就是看著老爺爺的呼吸慢慢停止，並在他眞的離開之前，讓家人能待在他的身邊，送他最後一程。加護病房是一個有人死、有人活著出去的地方，我們的工作，就是爲了救人而不斷奔波忙碌，或是負責某個人的最後一程。即使如此，每次遇上死亡，我仍然困惑不已，就像看著花朵盛開又凋落，要看著一個人在人生尾聲漸漸死去的過程，說實話，眞的很不容易。

剛開始我十分難受，看著曾經可以和我對話的老爺爺，呼吸一天比一天困難，必須用盡全身力氣才好不容易能吸一口氣，他的眼神模糊，意識低迷，我什麼都不能爲他做，但爲了守護他的臨終，我無法離開老爺爺。最後，老爺爺的血氧飽和度已經測不到了，對刺激沒有任何反應，血壓同樣測不到了，也沒有排出任何小便，他的心跳也越來越慢。於是，我讓家屬進來探望。

送走了老爺爺，下班回家的這條路眞的好長好長，雖然不知道該如何確切表達，但我感到的就是「人生無常」。這天回到家後，我發現自己需要一段很長的時間，獨自思考。

+ + +

隔天上班時，又來了一位老爺爺，只是位置不同、人也不同，但是他們的情況一模一樣。也就是說，我必須再一次經歷和昨天一樣難過的事。就像是昨天，我無法爲他做任何事，但也無法離開他面前。那天，我也是守著他的臨終，才結束一天的工作。

這種情況若是反覆經歷，也會變得熟悉，變得麻木。因爲我也是人，唯有麻木才能活下去。醫院是接近死亡的地方，所以只好選擇對死亡麻木。**若是每天都因為某人的死去而感到悲傷，我會不會就被那片憂鬱之海吞噬了呢？為了活下來，我必須麻木。**因此，我以爲我夠麻木了，再也不會爲某人的死亡感到悲傷，在心裡想著只不過是「時候到了」。曾經，看著自己漸漸不再爲任何人的死亡感到難過，才驚覺自己「原來是頭怪物啊」。

然而某一天，我正守著一位不是我負責照顧，也沒有建立任何感情的病人的臨終，家屬雖然已經準備好面對死亡，但等到這一刻眞的來臨，他們還是淒厲地哭了起來。我在一旁看著他們，心中築起的那道高牆突然嘩啦啦地崩塌，淚水瞬間就湧了上來，手上的工作也不得不停下。就在難過的同時，也爲我久違的情緒湧現感到開心。

我不想變得麻木。護理師也是某人的家人，怎麼可能遇到這種悲痛還無動於衷呢？有個同事曾說過一段經歷：「有次病人心臟停止，醫護人員幫他做心臟按摩，我卻看到他們邊笑邊做，剛好加護病房打開，我也看到家屬痛哭失聲。眞是諷刺。」

作家李政顯（이정현）在《任意心動》中寫到了「麻木」與「沉浸」的差別，和我想說的不謀而合。在韓文裡，「麻木」的意思是：

1. 刀或錐子這類物品的尖端變得不銳利。
2. 感受和領悟力，或表達力變得遲鈍。

大家一開始面對死亡，絕不會是麻木的感覺。可是每個人都想在這樣的環境中保護自己，爲了讓自己活下來而選擇麻木。如果不讓自己麻木，就必須每天面對瀕臨崩潰的自己。而「沉浸」這個詞，也有這些意思：

1. 滲透到裡面。
2. 打從心底深深感受。

我希望自己能夠用心去深刻感受一個人的死亡，在死亡面前，用心去深刻感受一個人的人生，和家人的悲傷。

沉浸其中，而非麻木。

生與死的共存

生死共存。這句話不就是加護病房的寫照嗎？來到這裡的病人，大部分都性命垂危，這裡是鬼門關前走一趟的人以及一步一步走向黃泉的人所共存的空間。就像銅板的正反面一樣，從正面來看是生，反面來看是死。

病人A在工地工作時從高處落下，馬上被送到急診室，醫護人員從頭到腳檢查他是否哪裡骨折，他被送到醫院時就沒有意識了，瞳孔放大，看起來幾乎沒希望了。病人B躺在旁邊，正接受透析治療，他是自殺未遂被送進來，不知是不是活得太痛苦而選擇自殺。而在旁邊吐血、拉出黑色糞便的病人C，則是不知胃腸道的哪裡在出血，所以正在禁食，連水都不能喝。

隨著時間流逝，病人A狀況只是越來越差，本來就已經有許多疾病纏身，甚至還染上肺炎，必須經常幫他抽痰，即使如此，我也不覺得他的意識會回來。病人B做完了一次透析，在接受輸液治療的同時，也正慢慢地恢復健康。在他旁邊的病人C，昨天照了內視鏡，動了止血手術，目前一口水都還不能喝，只能一直被病人B的食物味道折磨。

病人C：「我只要一杯水就好，可以嗎？不然一口也好，我眞的好渴。」

護理師：「我們走在路上跌倒受傷，必須快點到醫院縫傷口，可是縫好了您會讓傷口浸在水裡嗎？現在您肚子裡的狀況就是這樣，如果傷口正在癒合，卻往傷口上倒水，這樣會好嗎？」

病人C：「我的身體我比誰都了解，我現在可以喝水。」

護理師持續向他說明，但就是講不聽，於是只好去告訴主治醫師。醫師過來後，向他清楚說明了一番，他才冷靜下來。

看到這戲劇性的一幕，我突然心想，有的人活得很累所以想死，自殺時卻幸運地被某個人發現，送來醫院的急診室。在急診室做了緊急治療後，爲了以防萬一，又把他送進加護病房做透析治療和輸液治療，將體內不好的東西都過濾出來。這就是病人B，他活了過來，甚至還能吃飯。他說，爲了活下去，他要吃飯。而在他旁邊，則是一位爲了活下去而努力工作，卻受傷瀕死的病人A。

這種情況下，最難過的應該就是病人C了吧？病人A沒有意識，感受不到疼痛或痛苦，但是病人C卻得承受疼痛，而且連水也不能喝，在如此難受的狀況下，還必須聞著別人的飯菜香，不知道是不是命運開的玩笑，連我都爲他感到委屈了。然而，人生不就是這樣嗎？

加護病房也經常看得到腦死病人，雖然還活著，但是腦已經死了。這同樣是生死共存的概念。腦死病人雖然可以像一般人一樣，維持活著所需的生命徵象，卻什麼也不能做——他無法和苦等著他醒來的家人互動，或溫暖地握著他們的手。活著，卻也沒活著。

曾經我以爲，只要活著，就等於在「生活度日」。當了五年護理師，似乎也看了許多人的死亡，其中有一位，是我最不想放手的病人。那位病人動了肝臟移植手術之後，就長時間住在加護病房，我也和他變得很熟。有許多次他都差點離開，可是也撐過來了，身體若恢復得不錯，就會把他送到一般病房，但沒多久又會送回來。我們一起經歷了許多喜怒哀樂，有時候周遭一切都令人心煩，但我們還是能開著玩笑，或者有時情況相當危急，我們卻又因爲久違地見到彼此而開心。

當他出院又回來，我會先和他搭話，問他：「出去兜兜風的感覺還不錯吧？出院之後您都做了些什麼呢？」當他接受完加護病房的治療，送他到一般病房的護理師是我，當他上來加護病房，守著他臨終的人也是我。看著他嚥下最後一口氣的那時，淚水就在我的眼眶打轉，隨時都會潰堤，因此我還去了好幾趟洗手間。看著他的妻子對他說出「這些日子謝謝你了」，以及和他道別的樣子，我想，雖然他的肉體已經死去，但是留給活著的人的記憶，卻化作了另一股力量。本來我以爲死亡就是終點，但是我發現，死後仍留存在某個人的回憶裡，成爲某個人補充元氣和活下去的力量，或許，這也是一種生死共存的概念吧？

韓語的「안녕」（問候語），漢字是「安寧」，有兩個意思。

和別人道別時的「再見」，以及和某人見面時的「你好」，韓語都會使用「安寧」這個字。

我很感謝同時具有兩個意思的「安寧」，感謝能一起說出最後的「安寧」，感謝在某個人生命最後的餘輝中，我們能一起度過。

在他去世不到一個月，我去買東西的時候遇見了他的妻子。她問我：「下班了嗎？」雖然我想開口問：「您還好嗎？您過得好嗎？」但是我忍住了，爲了不破壞剛剛見面時，才互道的安寧。

護理師的溫度

「聽到『護理師的溫度』一詞，你有什麼想法？」

「冷靜。」

「沒錯，我們不能崩潰。」

這是某次我和朋友的對話。講到「護理師的溫度」，我最先想到的就是「冷靜」這個字，即使內心像滾燙的火山，也只能保持冷靜，腦袋清晰。

電視劇《嫉妒的化身》中，朴眞珠飾演的吳護理師曾經掀起觀衆的熱烈討論，因爲她完美的演技，讓人誤以爲她眞的是護理師。她飾演的吳護理師是一位親切，但讓人讀不出感情的人。

「您先待在這裡，如果眞的很難過，我再幫你打一針安定劑。」

我當上護理師還不到一個月那時候，幾乎每天都會發生需要CPR的狀況。「學妹，××號○○○要去病房，請幫他拔掉foley（foley catheter，導尿管，又稱「尿管」）。」聽到學姊的話，我馬上趕到病人那裡為他拔掉尿管。病人側躺著，我拉上窗簾說：「○○○，去病房前我先幫您拔尿管哦。」

當我將病人翻正的那瞬間，他的手無力落下，一口吐出了大量的血，多到無法想像，幾乎是用噴的。當下我發覺事情不對勁，馬上對著學姊大喊：

「學姊，○○○是要拔尿管，對嗎？」學姊馬上回答：「嗯，現在要去病房，你快點拔。」我馬上說：「學姊，他吐了很多血，已經沒有力氣了。」學姊聽到我的話，馬上跑來確認，接著床邊監視器便亮起了紅燈，連續發出警示，心跳數只剩20。

「快點廣播Code Blue！這裡要CPR！」

學姊一邊大喊，一邊開始做心臟按摩。

「Code Blue Code Blue ICU, Code Blue Code Blue ICU.」

原本在忙其他事情的護理師全跑了過來，醫師也接連跑進加護病房，這名病人接受心臟按摩的同時，他對面病人的床邊監視器也開始不停閃著紅燈，告知情況危急，又發生另一起需要施予CPR的狀況。執勤護理師的人數是固定的，雖然我什麼也做不了，但這當下我必須積極參與，廣播又再次響起：

「Code Blue Code Blue ICU, Code Blue Code Blue ICU.」

我還清楚記得當時氣喘吁吁跑進加護病房的醫師臉上的慌張神色，他本以爲只有一床需要CPR，卻是兩個地方同時在進行CPR。當然我也很慌張，只要是人，在面對有人快要死掉時，應該都會有這種本能反應吧？我想救他。雖然滿腔熱血，但我能做的事情並不多。

「新人，請趕快幫我準備中心靜脈導管組。」

我加快腳步，雖然心裡急迫，可是因爲還不上手，一直弄得很不順利，結果汙染了應該要滅菌的部位，只能再拿一套新的來準備。

「啊，好急！可是怎麼這麼不順利。」我邊想邊自責，「我可以的，冷靜地一步一步做，雖然急，但要精準！不要粗心大意。」我反覆地對自己說，同時著手準備，沒想到，每一個步驟都變準確了，比剛剛的準備時間還要更短。

雖然我只是應付緊急狀況的許多人之一，但如果我被當下情景嚇得驚慌失措，可能就會錯過並耽誤治療時機。

辛苦的CPR結束後，我回到家裡，腦袋還留著當時的殘像。太辛苦了，我只要一慌就會手忙腳亂，這讓我再次感受到加護病房有多麼可怕，也開始再次煩惱自己是否要繼續走這條路。面對這種緊急狀況，不但讓人筋疲力盡，也讓我思考：「我眞的有資格爲某個人生命中重要的一部分負責嗎？」

隨著我的資歷一點一點累積，現在我已經能夠很快察覺到病人的異狀，並在執行完重要的檢查後，馬上向主治醫師報告。如果病人需要氣管內插管，在主治醫師趕來之前，我就會先準備好插管需要的器材，並調整好病人的姿勢、備好需要的藥物；如果病人的氧氣不足，我也會先爲病人戴上氧氣罩，讓病人的臉和氧氣罩密合，並且配合呼吸週期，按壓AMBU。

我要做的，就是將急救的前置工作做到最好，讓主治醫師能在最完美的時機施行氣管內插管。主治醫師抵達後，在施行插管時，不論是要找到位置讓他能輕鬆插管，或是在他需要管子時將管子遞出去，以及拔掉 guide wire（鋼絲導線），並固定氣管內的導管，這些事我都必須和主治醫師合作無間。如果因爲我的不知所措而延遲了行動，就會錯過主治醫師說出「就是現在」的時機。如果病人的狀態還可以，在這生死一瞬間，他或許還能活過來，如果情況不樂觀，他可能再也醒不來。

雖然每次遇到狀況都讓人很驚慌，但是我必須盡全力讓自己冷靜下來。只有心裡著急，是絕對快不起來的，反而可能失誤連連。身爲醫護人員，絕不能忘記病人是某個人的家人、某個人重要的人，但另一方面，如果太過感情用事，可能就會失去理性。因此每次遇到緊急狀況，我會先讓心裡的溫度下降，冷靜處理事情。在危機不斷的加護病房裡，我也會盡可能親切地對待正處於不安之中的病人或家屬，雖然，要做到這點實際上非常困難，尤其是忙碌時，或眼前狀況不如人意的時候。

即使我們想努力顧及家屬的情緒，但偶爾仍會遇到太過分的家屬，不顧其他病人的危急情況，只顧自己的權益。會來到加護病房的病人，大部分是因爲呼吸或血壓不規律，或是嚴重心律不整，所以無法維持基本的生命徵象；也有病人是因爲處在未知的風險當中，以備不時之需而來。雖然每個人的重症程度不同，但相同的是他們都處在危險之中，不然就是正面臨著潛在的危險性。

有一位病人Ａ，因爲腎臟不好，正在接受透析治療。如果腎臟無法好好代謝人體的廢物，我們就會在爲病人注射顯影劑後做檢查，再進行透析治療。有一天，病人Ａ做完檢查，正在等著接下來的透析。在加護病房，透析治療會根據排程或病人的重症程度來執行，以他的情形來說並不急迫。

當時加護病房還有一位病人Ｂ，他因爲企圖飲毒自殺，正在接受透析治療，可是病人Ａ的家屬看到病人Ｂ，竟然說自己的父母更急，要求我們停止病人Ｂ的治療，讓他的父母先做。雖然我們已經充分向那位家屬說明，病人Ｂ的重症程度較高，必須現在進行治療，但是對方並不認同，非得要我堅定地說出「不行」，他才終於離開。

不管病人的人生如何，在這個社會上的地位如何，對加護病房來說都不重要。有的病人在社會上受到肯定，有的病人無依無靠，連醫藥費都付不出來，也有受刑人、戴著電子腳鐐的犯人，但是在醫護人員的眼裡，他們都只是病人而已，我們只會依照他們的重症程度來治療，並不會挑人。

我還是新人時，似乎沒能把感性和理性完全分開，只知道要冷靜處理工作，加上我本身不會說什麼溫暖的話，也怕自己和病人產生了感情後，看到他們惡化心裡會很難過，因此也不想付出感情。每當我看著病人狀態惡化，或是當他們說出傷害我的話，我靜如止水的內心往往都要許久才會激起漣漪。在當護理師的這段日子，我接過投訴，也會回頭檢視自己，心想那些人可能只是需要一句溫暖的話，或許，他們需要的是比冷靜更溫暖的溫度吧？

謝謝為我哭

「哇哇哇哇哇哇……」

講到「加護病房」，大家可能以爲只有大人，但其實我們也收小兒急診，所以也有小至一個月大的嬰兒，大至十九歲青少年的病人。如果加護病房都滿了，就必須把原有的病人送到其他加護病房，迎接新的病人。

我還是新人的時候，有一個住院很久的病童，雖然我已記不清楚他住院的確切原因，只記得當時他處於腦死狀態，如果拿掉人工呼吸器就會死掉。由於無法長時間維持氣管內插管，所以施予氣切手術，以 tracheal tube（氣切用的氣管）連接人工呼吸器。

孩子不會哭，對刺激也沒有反應，醒來的機率接近於零，就這樣躺了超過六個月。一般人或許會覺得孩子身上一直有寶寶的味道，但是，太久沒動的孩子也會散發出像成人沒有洗澡的體味啊。

在當時的我眼裡，雖然他是個孩子，卻不像個孩子——他只是加護病房中，無數個沒有意識的病人之一。因爲孩子長期住院，家人也都漸漸失去希望，憔悴無力。那時候跟現在不一樣，可以選擇中斷延命治療，當時，延命治療的系統還沒有確定，時間只能不斷流逝。一開始抱著希望，持續等待的父母，隨著日子一天天過去，也知道孩子幾乎不可能醒來，便提出了拿掉人工呼吸器的想法。畢竟，都等了這麼久，孩子最終還是沒能醒來。

後來，又來了另一個孩子。他和姊妹一起洗澡的時候，媽媽暫時離開一下，回來時孩子已經浮在水面了。儘管不清楚前因後果，只知道意外就這樣發生了。孩子處於腦死狀態，應該不會再醒來了，他在加護病房待了幾個月，就和之前照顧過的孩子一樣，不會哭，也沒有反應，孩子的父母每天都哭著來看他，最後，這孩子也沒能醒來。

這些由我照顧的加護病房的孩子，情況都十分悲慘。

這天，我需要照顧四名病人，一上班就看到一位一、兩歲左右的孩子坐著，用害怕的眼神盯著我看。他知道該怎麼移動，也會講「餅乾」、「飯飯」、「巴」（爸爸）程度的詞彙。雖然有著照顧四名病人的壓力，但我一刻也無法將視線從這孩子身上移開。心裡的壓力更大了。

「哇哇哇哇哇哇……」

孩子好像在找媽媽或爸爸，但是加護病房除了探病時間，家屬都不能進來。我努力想扮演孩子的媽媽來哄他，但是孩子早已認得爸爸媽媽的臉，所以我只是白費力氣。孩子的肺本來就有疾病，又無法維持氧氣量，所以鼻子上裝著高流量氧氣裝置。

通常，孩子會因爲太多風灌進鼻子，出於陌生而用手去拔裝置，可是這孩子似乎知道自己的狀況，從未伸手去拔。值班時我的視線總是看向孩子，怕他在床上爬一爬，會想抓著欄杆站起來，所以我還用被子把床的欄杆包起來。我每個小時都會幫他量體溫或血壓，時不時就會靠近他，所以孩子可能也適應我了，不斷哭哭停停的。不知道是不是餓了，孩子一看到我就說「飯飯」，我對他說：「怎麼辦，我不能給你飯飯。」孩子得禁食，已經餓了幾天。看著哭累睡著的孩子，唯一的感受就是不捨。

隔天，孩子終於可以吃東西了，所以我趕緊打電話給孩子的爸爸。

「爸爸，孩子現在可以吃粥了，可是醫院的餐不能訂了，不知道可不可以請您買粥送過來呢？」孩子的爸爸不到半小時就帶了粥過來。孩子可能沒什麼力氣，一直在睡覺。「起來嘍。」他聽見我的話，睜開眼看了我一陣子，又把眼睛閉上。我趕緊將手上工作告一段落，又去叫孩子：「要不要吃飯飯？飯飯？不吃嗎？」孩子聽了我的話，揉一揉眼睛，反問我：「飯飯？」他努力想從睡夢中醒來。「嗯，飯飯！我們來吃飯飯，你好像睡太久嘍。」說完，孩子馬上睜大眼睛，坐了起來。我也坐在孩子旁，看他一口兩口地吃東西，不自覺露出媽媽般的微笑。

但我這天上的是早班，時不時就有檢查、治療和主治醫師的醫囑，所以餵了孩子一口飯就必須去做事，再回來餵一口，蠟燭兩頭燒。一起值班的同事看我這個樣子，便趁手空下來的時候幫我餵孩子。孩子一邊吃粥，一邊做出表情，真的又可愛又讓人覺得感恩。

另一個我負責的孩子，則是媽媽在幾個月前不小心讓他從高處墜落，剛開始還不嚴重，並未接受手術，觀察幾天就讓他回家了。但因爲怕有個萬一，照理來說應該要持續回醫院檢查，可是媽媽並未帶孩子來醫院。之後，孩子出現了奇怪的反應，腦袋漸漸變大，他們才回來醫院。他一共經過五次手術，對一個還不到六個月大的孩子來說，實在是一場難熬的過程。他戴著人工呼吸器，在頻繁的痙攣之下，只能勉強入睡。加護病房持續治療後，孩子終於拿掉了人工呼吸器，但還留著氣管內管，所以第一天就算他哭了也聽不到聲音。

後來有一天，我休假回來，從更衣室就聽到孩子響亮的哭聲，竟讓我開心得不得了。値班時，就算他一直哭，哭到讓人都覺得吵了，我還是感到異常欣慰。孩子的哭聲一天比一天響亮，但對我來說，聽起來就像是一首歌。

能在一直都冷冰冰的加護病房聽到孩子的哭聲，實在是太高興了。孩子，謝謝你哭，提醒了我，我還活著。

對某人來說是人生的一切

有一位病人因爲長期住院，幾乎找不到可以做靜脈注射的血管，加上必須使用升壓劑，所以需要放置中心靜脈導管。然而，置入中心靜脈導管仍有一定的危險性，於是我們向家屬說明，希望能取得他們的同意。由於考量到危險，家屬拒絕了，還突然去找護理長，對她說若出現任何一項我們所說的危險性，就要護理長負責。雖然發生危險的機率很低，但是他們去叫一個非執行手術、也沒有相關責任的護理長負責，眞的太過分了。

還有一位病人，他長期戴著L管，管子發生堵塞，由於L管是用來餵食流質食物，以取代一般食物，所以必須重新插入。和家屬進行簡單的說明後，正當我們要插管時，家屬卻叫我們在面前做，即使探病時間結束了也不離開。這位病人因爲腦中風，身體已經僵硬很久了，只能眨眨眼，在他近十年的住院生活中，家屬從未缺席。曾經我想過：「是做生意的人嗎？還是沒有工作呢？」後來聽了轉手好幾次的消息，才知道那位家屬爲了照顧病人，連工作也辭了。起初我不能理解這樣的家屬，病人接受了長達十年的治療，已幾乎不可能完好地站起來恢復日常生活，爲什麼要放棄自己的人生，讓自己被病人綁住呢？

但是，我突然想到小學一年級時，媽媽做了淋巴腺炎手術，因併發症導致肺部損傷，插了六根胸管（chest tube，胸部引流管）。爸爸爲了照顧媽媽，無暇管我和弟妹，所以把我們託付給了叔叔。

一開始，媽媽是在綜合醫院接受手術，但因爲手術併發症惡化，必須轉到大學附設醫院治療。我們住的地方沒有大學附設醫院，需要花兩小時車程才能到達。醫院很遠，所以我們幾乎一個月才勉強能見到一次媽媽。等待媽媽的日子很漫長，有一天，在和媽媽講電話的時候，我大聲痛哭地說我很想她。叔叔看著這樣的我，也很擔心，便約好那週要去看媽媽。好不容易等了一週，去看媽媽的日子到了，偏偏那天媽媽要在病房置入胸管，而且手術時間正好就是我去探病的時間。媽媽不想讓我看到她不舒服的樣子，就叫我去外面等，到了今天我仍然無法忘記媽媽因疼痛而發出的哭喊聲，淒厲地從病房內穿透出來。手術結束後，即使已經用了麻醉性止痛劑，媽媽還是要求護理師再給更多，媽媽那時候的模樣，至今仍深藏在我的內心深處。

雖然現在媽媽的身上還留有胸管傷痕和手術痕跡，但幸好她已成功從這段黑暗隧道中走出來了。

接著，在我還是國高中生，都快要忘掉媽媽有多珍貴的時候，爸爸被診斷出胃癌三至四期，必須接受手術和抗癌治療。爸爸擔心自己會在治療途中就死掉，不斷對我說：「爸爸不在以後，你就是一家之主。」還將家人都託付給我。我以爲爸爸會一直待在身邊，也相信他什麼都能克服，所以看到他倒下的模樣，眞的讓我好難過。當時我年紀小，爲了逃避爸爸，在他接受化療的時候，去看他的次數大概三隻手指頭就數得出來。

我煩惱著自己能爲家人做些什麼，當時我想到的，就只有讀書了。平常我的成績都是倒數第三名左右，眞的很不會讀書，雖然腦袋不好，但對我來說這是當務之急，因此我決定把心力全都放在念書上。我一天大概睡三個半小時，從眼睛睜開到閉上爲止，我想的都是如何能讓成績提升。不善讀書的我，週末開始會坐在讀書室寫練習題，也曾經因爲太想出去玩而大哭過。但換個角度來看，我也認爲自己是在逃避現實，因此需要一個能讓我集中注意力的事情。

爸爸結束化療後，一頓飯也不能好好吃，經常吃一口就吐。既然連吃口飯都有困難，爸爸便想用草莓、番茄等水果來果腹，但也沒這麼容易，只能反覆進出廁所嘔吐。看到爸爸吐，媽媽也跟著一起吐，最後總是我陪著爸爸到廁所，拍拍他的背。因爲不能好好吃飯，爸爸日益消瘦，幾乎不成人形。頭髮也全掉了，所以他也不喜歡到大衆澡堂，我就在家幫爸爸刷背。看著生病的爸爸想吃卻不能吃，頭髮全掉光變成光頭，身體還瘦成了皮包骨，心裡眞的好難過。我覺得好殘酷，爲什麼年幼的我要經歷這種事。

遭遇這一切的我，心裡只有一個想法，我什麼都不要，不用爲我做任何事，我只希望爸媽能待在我身邊。家人對於我是如此珍貴，任何東西也無法交換。

後來，爸爸總算做完化療，在定期追蹤下，終於被判定痊癒。

從我童年的經歷來看，似乎稍微可以理解家屬的心情了。或許他不是爲了能爲病人做什麼，或是爲了想看到病人好轉之類的原因，才守著病榻，他希望的，只是病人能待在自己的身邊吧。只要看到病人還能呼吸，就覺得感激不盡；說不定他認爲，「辭掉工作，再去別的地方工作就可以了，有那麼重要嗎？」

十年的看護時間，病人就等於家屬的人生。十年的時間，連江山都會改變，在這段時間裡，家屬連工作都可以拋下，因爲病人就是自己的一切，也是活下去的理由。

至少，小時候的我也是如此。就算爸爸成了沒有工作的人，什麼都不做也好，只要待在我身邊，聽我說話，在我想見他的時候讓我見到他，只要他還在呼吸我就感激涕零，只要這樣就好，這樣就夠了。

你為了什麼而活？

「菰昀，整理一下，準備接手術室的病人。」

我們的病房一共有二十張床，有時候如果有緊急病人，就會再多接一位，變成二十一張床。如果有病人轉到普通病房或去世，就要趕快整理那個位子，準備接新的病人。

有些醫院的護理師執勤時會分組，由資歷較深的學姊負責接收主治醫師的醫囑，再分派給資歷較淺的護理師。儘管護理師工作的模式有很多，但是我們醫院的加護病房是採用「my patient」（我的病人）制度，由一位護理師負責三到四位病人，獨立從頭到尾完成每位病人的治療。

今天也是一上班就被分配到一名外科病人，她可能要等到開完刀才出來，所以我趕緊確認手術行程。「嗯，是開完刀過來的病人，可是婦產科也一起手術？」我打開醫療紀錄一看，病人的卵巢兩側有癌細胞，發現轉移到腹膜，所以外科和婦產科才會一起動手術。我確認完病人術前做了什麼檢查，就立刻著手準備。至於手術後要打什麼點滴，主治醫師的醫囑已經下來了，我也先準備好，讓病人來了之後馬上可以用。因爲不知道要準備哪一種氧氣，就先從簡單的氧氣鼻導管開始，再來是氧氣罩、輸送高流量氧氣的 venturi mask（凡德里面罩），一直到人工呼吸器，我都先一一確認好。接著，我又看了病人手術時間還剩多久，才開始治療我負責的其他病人。不知道時間過了多久，手術室打了通電話到病房來。

「外科病人○○○，大概十五分鐘後會前往ＩＣＵ。已經拔管（extubation，去除氣管內插管用的導管）和自主呼吸（可以自行呼吸）。」

一接完電話，在病人來到加護病房前，我必須馬上做最後檢查，看應該要做的治療有哪些，以及是否有追加的醫囑。十五分鐘感覺就像一分鐘一樣咻地過去，不知不覺間新進病人的病床已經進來加護病房了。「○○○病人要往哪裡去？」主治醫師和麻醉科醫師一邊推著病人的病床進來，一邊大喊。我回覆：「醫師，請往六號位置去。」我往病人走去，她的頭髮很短，臉也黑黑的，看起來就像男人一樣。

連我也不禁脫口而出：「醫師，這位是要送加護病房的對吧？她的名字是？」雖然不該受刻板印象或光憑眼睛所見就下判斷，但不只是我，就連一起工作的同事都以爲「是男的？」，如果光看外表，病人眞的就跟男生一樣。聽到我的疑問，主治醫師說是○○○沒錯，就趕緊把病床固定到六號位置。

我對病人說：「○○○，請睜開眼睛，您清醒了嗎？手術已經結束，您已經來到加護病房了。」我確認她的意識，雖然她看起來還是很睏，但是問話都能回答，也反問手術是否已經結束。我幫病人裝好床邊監視器，確認她的生命徵象，檢查她的狀態，從手術部位是否有出血、身上有幾根引流管、是用正壓引流還是負壓引流、L管是否要用胃減壓器（gomco suction，手術後去除血液或分泌物，或去除胃腸管道閉鎖病人的胃內容物）、是否要用腹帶，一直到氧氣要用面罩或氧氣鼻導管等，都要檢查並向主治醫師確認、整理，但這些都花不到五分鐘的時間。

大略整理從外部看到的病人狀況後，再用電腦設定病人身上的東西（如引流管、L管等），接著再開始整理。雖然這些工作看似簡單，但還是怕有所遺漏，所以我又打開醫療紀錄，從病人過去的病歷，到手術前做過哪些檢查、手術紀錄等，都瀏覽一次，目的是再次檢查病人進來之前，我整理的內容是否有遺漏。接著連手術過後，來到加護病房做了哪些重要的治療也一起整理完之後，接收病人的程序就算完成了。

我和平常一樣看著醫療紀錄，大概可以知道爲什麼這位病人的外表看起來像男人一樣了。雖然我不知道爲什麼她會有這令人難以置信的經歷，但是她曾經打掉遭性侵而懷上的孩子。

大概過了兩、三個小時，病人從麻醉中甦醒。「〇〇〇，您清醒了嗎？手術結束了，您已經來到加護病房了。」我持續告訴她這裡是加護病房。「手術都結束了嗎？眞的就像睡了一覺呢。」她睜著圓圓的眼睛看著我，表情看起來就像天眞爛漫的孩子，她止不住好奇心地問我：

「姊，你叫什麼名字啊？你好漂亮哦。」

「今天很累對吧？感覺不是在開玩笑的。唉唷，一定很累，累死了。」

時間一久，她的意識逐漸清晰，每次我經過時，她都會和我搭句話。有一天，我去幫她注射抗生素時，向她說明我要注射藥物，接著就開始執行，突然她拋了一個問題給我，讓我有種被人打了後腦勺的感覺。

「姊，你活著的意義是什麼啊？」

聽到這個問題，我倒抽一口氣，動作也停止了，什麼話都說不出來。

究竟我活著的意義是什麼呢？

不管我再怎麼想，還是答不出來，所以我也反問她，那你活著的意義是什麼呢？

「啊，看來這個問題太難了。姊，抱歉。」雖然她半撒嬌地回答，但這個問題仍讓我煩惱了好幾天。到現在我還是想不出一個確切的答案。

+ + +

有一次，有個人問我：「你爲什麼要這麼努力賺錢啊？」

這問題就和我聽到「姊，你活著的意義是什麼啊？」一樣，我完全說不出話，支支吾吾，回答不出來。好像是因爲沒有夢想，所以且戰且走，毫無想法地度日。那麼你呢？你又是如何？你曾經問過自己這個問題嗎？還是有人問過你呢？

我一邊想著這兩個問題的答案，一邊煩惱我該過什麼樣的人生，我人生中最珍貴的是什麼？腦袋中有無數個想法掠過，終於讓我找到比較接近的答案——因爲我想守護對我來說最珍貴的事物。爲我吃盡苦頭的媽媽，把一切都讓給我的弟妹，我就是爲了他們，才這麼努力賺錢，認眞去過未來的每一天。

國中時，爸媽的關係不好。有一天媽媽對我說，她要先離開家裡，等存了錢再來接我，但當時我回答她，請她等我到二十歲，等到我能自己賺錢的時候再走。

因爲那番話，媽媽至今仍然待在我的身邊，做我的後盾。等到我二十歲，媽媽送我上了大學，甚至念完大學，到我出社會爲止，媽媽都在等我。我想，我是爲了報答她，才這麼努力地賺錢、追夢的。

那麼你呢？你活著的意義是什麼呢？

我是活著，還是死了？

以前我照顧過的病人當中，有一位因爲癌症動了手術，甚至做了放射線治療，再加上化療，但癌症還是像伸懶腰打開雙手似的，轉移到了旁邊的臟器和脊髓。轉移到脊髓，也就代表到了神經。

那位病人本來在普通病房接受治療，後來突然發燒，血壓不斷往下掉，疑似是敗血症，因此才轉到加護病房。病人的意識很清楚，眼睛也睜得很大，但因爲癌細胞已經轉移到脊髓，所以眼睛看不太到。他說，整個世界看起來一片昏暗。因爲看不到前面，他只能不斷睜大眼睛，盡可能睜到最大。加護病房每四小時會測試他的意識，用燈光照射瞳孔，確定他的瞳孔反射，只要燈光靠近，他就會爲了避開光線而馬上閉上眼睛，這是因爲平常看不到，卻一下子照進太多光線的緣故。他在這裡看不到，所以吃飯時經常吃一吃食物就掉下來，需要靠別人的幫助才能用餐。

漸漸地，這位病人由於受燈光影響，以及雙眼看不到，越來越常閉著眼睛。有一天他閉著眼睛睡覺，卻突然反覆睜大眼睛，似乎是哪裡不舒服或是有什麼需求，於是我走向他，他卻一個勁地問我：「我是活著，還是死了？」我想，或許是因爲不管眼睛睜得再怎麼大，眼前仍然是一片漆黑，也就搞不清楚這裡是哪裡了吧。我慢慢向他說明：

「您還活著。您還記得自己原本在普通病房，後來轉到加護病房嗎？」

「記得。可是我還活著對吧？」

「沒錯，您還活著。」

「那我旁邊的人去哪裡了？」

「您旁邊的人嗎？我不知道您說的是誰……」

「就是在普通病房的時候，我隔壁床的人啊。他去哪裡了？」

「因爲您已經來到加護病房了，所以我不知道您說的是哪位。」

「那我是在作夢嗎？我和他牽著手要去一個地方。」

「我不清楚在普通病房的時候，您隔壁床的人是誰。」

「那現在櫻花開了嗎？」

「聽說還沒開，大概下週就會開了。」

「唉，我和我兒子、媳婦、孫子說好要去看櫻花的，我得快點出院才行。」

我們就這樣結束了對話，但是那一天，他不斷在睡夢途中突然睜大眼睛，問我：

「我死了嗎？還是還活著？」

+ + +

從嘴巴插管的病人當中，有一位特別喜歡發出「嘖嘖」聲，一開始他發出的嘖嘖聲讓我倍感壓力。當我正忙的時候，他會反覆地「嘖嘖、嘖嘖」，等到我真的過去，他又只是看著我，一臉「我有叫你嗎」的樣子，實在讓人不知道是真的需要我，還是在考驗我。

每一天，當他想睡，要閉上眼時，總會突然睜大眼睛，一副睡不著似的，並且反覆發出嘖嘖聲。某天，我剎那間想到，會不會，站在死亡的門檻前聽著自己發出的嘖嘖聲，就是他想證明自己還「活著」的方式呢？就像一直問我「我是死了？還是活著？」的那位病人一樣。

我想先試過，再後悔

老實說，我有點懶惰，甚至還會常常忘記要做的事。新人時期，工作常常「積少成多」，學姊們一下要我幫忙這個，一下要我幫忙那個，再加上本來就屬於我的基本工作，加起來要做的事情總是一籮筐。

完成一連串的工作，回到家後我什麼都不想做。明明應該做的事情，卻一點力氣也沒有，於是越積越多，我也就這樣一天、兩天的拖下去。下班回家的我，根本什麼事都沒做。有一天，我看著這樣的自己，覺得「不能再這樣下去了，這是在浪費我的人生」，此後我就多了一項信念——想到就馬上去做。

記得那時是世界盃預賽的時候，有一位病人動了肝臟移植手術，需要採取保護性隔離措施。他是我看過接受肝臟移植的病人當中，恢復最快的。加護病房沒有電視，也不能用手機，所以除了整天和護理師聊天之外，病人們也沒有其他事情可做。那天下午，我幫他把中心靜脈管從右邊換到左邊，剛好沒有其他事情需要處理，所以我們就開始東聊西聊，聊到了世界盃的話題，但說眞的，我對足球沒什麼興趣，連什麼時候比賽、我們是贏是輸都不知道。

病人說：「在進醫院前，我和朋友約好世界盃要一邊吃炸雞、喝啤酒，一邊看比賽，看來這次沒機會了。」直到那時，我才知道原來那天是足球直播的日子，比賽正要開始。「炸雞配啤酒有點太強求了，但要是能看世界盃就好了！」他的語氣帶著惋惜。我突然想到，雖然加護病房沒有電視，但如果用網路轉播比賽，應該就可以看了。「請等一下！我應該可以讓您看世界盃！」我靈光一現地興奮回答。我馬上用電腦打開網路視窗，但是一直沒辦法順利搞定，畢竟我不只是個電腦白痴，而且根本沒上網看過現場直播。

在加護病房的這股氣氛和文化裡，我從來沒有主動上網讓病人看過什麼，但如果躺在病房裡的人換作是我，要我與世隔絕地躺著，一定會受不了的。一想到這裡，我立刻上網搜尋世界盃直播。一開始，我只找得到廣播、精采畫面，有點不知所措。「我不知道怎麼開直播視窗，怎麼辦……我真的想讓病人看啊……」最後，我問了其他人，才終於讓病人看到了比賽直播。儘管加護病房的電腦沒有聲音，但那位病人還是對我說「真的太感謝了，沒想到今年能看到世界盃」。有趣的是，他還小小聲地問我，是不是真的可以看，自己其實沒有一定要看，擔心我讓他看足球會被罵。我回答他：

「我很調皮的，人家越是叫我不要做，我就越想做，所以沒關係，你就放心看吧！」

雖然我確實有點擔心遭人說閒話，但只要我的病人能看得開心，哪怕只有一下子，我也沒關係。

有陣子我很煩惱，不知道放假時要做什麼，於是就開始接觸讀書會和寫作。「我想試試，我也想挑戰看看。」這個想法出現的同時，我便馬上付諸行動。雖然身邊也有人說：「有什麼了不起？到底要寫什麼？」就算現在只是自我感覺良好，但總有一天，就會成爲我的養分吧？

有一個節目我很喜歡，叫做《家師父一體*》。偰民錫†老師上節目的那集，成員們要向老師學習講師技能，並前往大學挑戰街頭授課。大家各自準備自己想上課的內容，大約五分鐘長，其中，節目成員陸星材說了一席話，讓我格外印象深刻。

他的上課，從一句「我的自我感覺良好」開始，他說，雖然自己現在只是自我感覺良好，但如果從未來回頭看現在的自己，那麼，那些因自我感覺良好而開始的事情，都會變成自己未來的養分。聽到這句話的那一刻，我的心中彷彿當頭棒喝。我們常常會用有些嘲諷的語氣說：「你很自我感覺良好耶。」然而，憑著那股自信完成一件事、兩件事，一點一點慢慢累積之後，就會造就未來的自己，讓自己離夢想更近一步。大家要不要從現在起，也讓自己開始自我感覺良好呢？

---

* 《家師父一體》（집사부일체），為SBS電視台的綜藝節目，於2017年12月31日首播。

† 설민석，韓國高人氣的歷史名師，寫過暢銷歷史知識書籍，也經常登上寓教於樂的電視節目。

就是現在
Right Now

提到《家師父一體》這個節目，雖然我不是每一集都會看，但是只要轉到就不會錯過。這個節目是請成員們和師父一起共度一日，從中一窺師父的人生價值觀。某一集，師父請到了演員車仁表。

在他規劃的行程中，最吸引我的是一個叫做 right now 的時間，節目成員也很好奇，這到底是什麼時間？等 right now 時間一到，車仁表便問李昇基，現在最想做的事情是什麼？李昇基說，當初退伍後就馬上開始工作，還沒機會去看奶奶，所以想去看看她。說完，車仁表便問：「奶奶住在哪裡？」李昇基回答「東草」，車仁表馬上就說：「走吧！」這就是他說的 right now。

最想做的事，就不要拖延。時間緊迫，他們只睡了兩、三小時，便起床前往東草，儘管來回花了五小時，但哪怕時間短暫，李昇基還是親自見到了奶奶。

\+ + +

有一次休假，我躺在床上，心裡卻想去看看晚上的海，我想念一片漆黑的夜空、幾顆星星，以及海浪打在岸上的聲音。當時我打算要馬上動身，但另一方面又想到，凌晨一點去看海，開兩個小時的車實在太危險了。因爲害怕會遇到危險而猶豫不決，可是想看海的心情又讓我無法入睡，即使隔天回到工作崗位上，那股想看海的想法仍在腦海中揮之不去，甚至下意識地反覆念著「好想看海」。

努力工作了一段時間，又到了我休假的時候。其他縣市的朋友說想要見見我，便跑來了。和好久不見的朋友聊了好一段時間，我又不自覺地說出「好想去海邊玩」，這瞬間，「現在就要去」的想法再度冒了出來，於是我們說走就走，一起去看了晚上的海。我們租了車，四周景色一片黑暗，彷彿隨時都會有鬼跳出來一樣，我們就這樣開往海邊。

經過一番波折，我們終於抵達海邊，沒想到的是，這裡的人好多，還開著跟棒球場一樣的照明，一群群青春男女在沙灘鋪著墊子，用藍芽音箱聽著音樂。海平面上的星空，和海浪被擊碎的聲音撫慰著我的心，爲我帶來平靜。我不想錯過這股療癒感，還錄下了影片，眞的好幸福。看到旁邊鋪著墊子、聽著音樂的人們，我甚至甩開了工作的黯淡和浮躁的內心，心中油然冒出一股愉悅。這大概是一種移情作用吧。

+ + +

當上護理師後，經常遇到出乎意料的事。看到太多年輕人因爲莫名的原因而死，我才發現，我們與死亡的距離比想像中還近。對一般人來說，生老病死是人邁向死亡再自然也不過的歷程，但死亡的面貌之於我，卻有些不同。人生無常，人就像徘徊於生與死的界線上，現在的我們能夠呼吸、活著，就是一種奇蹟，不是嗎？奇蹟並非只出現在死而復生，而是在我們的日常之中。

今天，不妨告訴你身旁的人，他就是奇蹟，對他說：「感謝你待在我身邊。」就算有點害羞，也還是向那些陪伴在你左右的奇蹟說聲謝謝吧：「感謝你們今天也陪在我身邊。」

最熟悉的才是最珍貴的

有一陣子我負責肝臟移植的病人，或許是因爲說話對象只有病人的緣故，每次只要進了隔離房，都覺得自己好像也被隔離了。有一位肝臟移植的病人，看起來跟我爸爸的年紀差不多，平常很嚴肅，但只要看到女兒，神色就變得開朗，話也會變多，會問她很多「今天怎麼這麼快就放學？」、「吃飯了嗎？」這類的問題。但是當太太問他「你還好嗎？」的時候，他卻避而不答，只顧著和女兒說話。

雖然我不清楚夫妻倆的感情如何，但畢竟是太太生下這麼漂亮的女兒，而且當他臥病在床，最擔憂的人、第一個跑來的人也是太太。我不禁思索，爲什麼先生本人就是看不到她珍貴的一面呢？

做著輪三班的工作，睡覺時間眞的太寶貴了，可是因爲每天睡覺時間都不固定，總是難以入眠，失眠嚴重時，甚至躺了六小時還睡不著，接著又得去上班。有一次，我正在睡覺，感覺到手機震動而醒來，是媽媽打來的。在睡夢中接起電話的我發了脾氣，因爲好不容易入睡卻被吵醒，瞬間壓不住怒火，便對媽媽說：「幹麼打來？你要講什麼？如果你有事情要我做，傳訊息給我。」我的口氣充斥著不耐煩。但媽媽只是說：「女兒，我不知道你在睡覺，抱歉吵醒你了。睡醒再打給我。」說完便急急忙忙掛了電話。

起床後我仔細一想，覺得自己好像太過分了。因爲作息和一般人相反，我平常也不太打給媽媽，而且晚上下班後，也怕打電話會吵醒媽媽，就索性不打了。媽媽也是一樣的，想打給我卻不能打。媽媽是這個世界上最珍貴的存在，是我努力生活的原動力，但我只剩張嘴，只會說這段關係有多麼珍貴，卻沒有用行動細心灌溉。這樣轉念一想之下，我趕快打給媽媽，跟她說聲對不起。

後來有次，媽媽對我說：「女兒，你可以把你的排班表傳給我嗎？」但是我覺得都長這麼大了，這樣好像在干涉我的私生活一樣，便回答她：「你要幹什麼！」媽媽一聽，便不開心地說：「我是因爲不想在你睡覺的時候打給你，我才不會干涉你的私生活。」

不過，就算媽媽干涉一點女兒的私生活又何妨呢？人總是在心裡想著要對身邊的人好一點，但實際上總是對和自己一起生活的家人很差勁。我們都希望，就算不說出口對方也能懂，或者當自己把話說得太重，也不會好好道歉，自以爲對方能諒解，就此蒙混過關。可是，你不說，對方又怎麼會知道呢？有句話是這麼說的：「最熟悉的才是最珍貴的。」這句話的涵義，任誰都再明白不過了吧？我想，這句話之所以發人深省，就是因爲它訴說了一件十分重要，我們卻時常忘記的事實。我希望自己不要因爲工作和生活纏身，就失去了熟悉中最珍貴的事物。

我們的人生，就是不斷在「生」與「死」之間徘徊，活著的每一瞬間都是奇蹟。在你身旁，對你投以溫暖的眼神、擔心你的安危的人，不也是奇蹟嗎？即使他們每天面對同一張臉孔，念著相同的嘮叨，仍然不會對我厭煩，仍然繼續待在我的身邊，這不也是一種奇蹟嗎？

我們日復一日，每天過著差不多的日程，但是當上天眞的賦予了特殊的一天，我們卻不懂得珍惜。我們畢竟不是神，難道能確定「明天」還會再來嗎？我活在一個生死共存的地方，雖然比任何人的感受都還深切，但畢竟我也是人，也會有感到麻木的時候。

更何況，現在在你身邊的那些人，就是你最珍貴的人，不是嗎？每天和你一起吃飯，一起睡覺，一起聊著一天所發生的事。或許你該想一想，爲什麼要將他們從你心中的優先順位中剔除呢？**又為什麼，你這麼確定，在你活著的日子裡他們會一直待在你身邊呢？**

希望我們活著的時候不要忘記，每一瞬間都是奇蹟，每分每秒都是禮物。

每天，太陽都會升起

每一天都過得這麼辛苦，我的感覺早已麻木。一天，我一如往常地處理設備和例行事務，突然一位同事說：「急診室有一名剛做了NSOP（Neuro Surgery Operation，神經外科手術）的病人要過來，準備一下。」於是我急忙爲其他病人注射基本藥劑，便來確認這位病人的姓名和手術行程。

確認了他什麼時候手術、手術要花多少時間、大概什麼時候會出來，接著就開始整理他的相關資料。通常，我確認名字後，就會按年紀、主要診斷名稱、爲什麼會來、在急診室做了哪些檢查和治療等順序來整理。

姓名○○○，二十幾歲，主要診斷名稱TICH（Traumatic Intra- Cerebral Hemorrhage，外傷性腦出血）。我翻開醫療紀錄，發現他是和朋友踢足球時，球卡在了高處，把球拿下來的過程中鞋帶勾到東西，因此從超過兩公尺高的地方跌落，並因爲鞋帶被勾住了，導致頭部先落地，造成腦出血過多。開始手術前，病人的狀況幾乎已經回天乏術，即使醫師已經清楚向家屬說明，動刀也可能救不回來，家屬還是懷抱最後一絲希望，要求醫師動手術。於是，病人還是被推進了手術室。

他正值青春年華，想必從未想像過死亡，或準備好迎接。家屬也是一樣。我猜想，或許是帶著抓住最後一根稻草的心情吧，即便那根稻草很快就會斷裂，也不想放開。

漫長的手術結束後，主治醫師推著病床來到加護病房。在病床就定位前，我先從頭到腳查看了病人，他吊的藥很多，一般來說根本不會用到這個程度，升壓劑、強心劑，還有ＣＰＲ用的藥物都吊了，看樣子，醫師已用盡了全力抓住這名病人。

我在床頭設置好床邊監視器，迅速確認病人的生命徵象，並整理好他需要用的藥物，讓使用更方便。好幾名護理師圍在旁邊施予手術後的醫囑，快速進行血液檢查、供應輸液等。在加護病房，有時候也會依狀況施予動脈導管穿刺及監測（arterial line monitoring），以這名病人的情況來看，他用了許多重要藥物，因此我們決定連上監視器，以便隨時監測。即使高濃度的藥物源源不絕流入他的體內，試圖挽回這份生命，但他的血壓與心跳數值仍然像蹺蹺板一樣，不斷上下起伏。

光是兒子躺在醫院，他的父母就已經大受打擊了，爲了不讓他們受到更嚴重的驚嚇，我仔細整理了病人的面貌，才讓他們見面。媽媽的眼神失焦，就像在說「這不是眞的」，她一看到病床上的兒子便淚流不止，爸爸的眼眶也紅了起來，眼淚一顆一顆落下。這種強忍下來的淚水，反而讓我更難受，說不定他們放聲痛哭，我都還不會這麼心痛。

之後，我必須和父母進行護理資訊調查，但是眼前情況對他們來說太過晴天霹靂，媽媽只能邊啜泣邊說：「他說踢完球就回來的……」就再也說不下去了。

據說病人剛退伍不久，那天說要出門，久違地和朋友踢個球，沒想到只不過要出門幾個小時的兒子，竟發生這種事。和家屬面談的期間，病人的生命徵象也持續不穩定，但是所有藥物都已經是最高用量，很難再增量了。面談結束後，家屬仍一直在加護病房外徘徊了好幾個小時，就怕兒子突然恢復意識。天與願違，病人的狀況和家人的期望背道而馳，希望越來越渺茫。

好不容易撐了幾個小時，到了探病時間。雖然病人的狀況難以繼續維持生命，但爲了讓身邊的人們能和他做最後的告別，我們仍不斷提高藥物用量。探病一開放，他的女朋友就跑進來了，一眼就能看出她的六神無主，她大聲痛哭、雙腿無力地癱坐地上。其他聽到消息趕來的朋友也都一臉不可置信，喃喃說著一切都太荒唐了。

探病時間結束後，我也繼續忙著工作，這時，有個人按了加護病房的門鈴，我一看，外面站著那名病人的父母，以及一位穿著軍服的人。原來是病人的弟弟。他聽到哥哥的消息後，趕緊動身前來，卻錯過了探病時間，所以問我們能不能寬容一次，讓他進來探病。由於病人的狀態岌岌可危，我們就放行讓他們進來。不知是不是因爲只有自己一個人來到這麼安靜的地方，弟弟也默默地不出半點聲音，只是握緊拳頭，強壓淚水。他只是站在同一個位置，一直看著哥哥的臉，接著便離開了加護病房。

醫療團隊所能做的，就是爭取時間，讓家屬得以稍微接受這個事實。除此之外，也無法做什麼了。我們爭取了一兩天的時間，但他持續向我們傳達自己已經沒有力氣了，已將藥物用到最大劑量的我們只能再次向家屬說明：沒有時間了。就算家屬無法面對現實，也只能接受了。

不久，病人來到最後一哩路，我們送他離去，他的弟弟無聲哭泣，默默抱著哥哥。

+ + +

今天上班，我和平常一樣先清點物品，接著巡視加護病房一圈。一位失去意識的年輕女病人身上的機器開始發出警報聲，並且亮起了警告燈，不停告訴我們她有生命危險。這位女病人並無特殊病史，據說是喝酒時和人起了爭執，就突然暈倒了。我才剛值班沒多久，機器就不斷發出病危訊號，於是我馬上開始施予CPR，雖然一直反覆執行，最後仍無法將死神從她身邊趕走。女病人進醫院還不到二十四小時，家屬連面對死亡的心理準備都還沒有做好。醫師一做完死亡宣告，媽媽便抱著女兒痛哭，不忍放手。

「沒有你，媽媽要怎麼辦？醒來！我不能放你走，不要走，媽媽還不能接受，拜託……」

送這名女病人到往生室的病床已經來了，我們要移動她時，媽媽還是反覆地說著：「不行、不行，媽媽不能讓你走，我不讓你走。」時間一點一滴過去，她仍然不願放手。看不下去的弟弟上前阻止，將媽媽拉開，她只好使盡全力掙脫，邊哭邊喊：「最後再讓我看一眼，我再看一眼，再一眼……」弟弟也抱著媽媽和姊姊，無法輕易放手，最後，媽媽暈了過去，這位女病人也向往生室出發了。

有誰料想得到，他們的生命會在這麼年輕的時候就畫下句點？目送這兩名病人離開的同時，我也在想著自己過得眞是安逸，每天腦袋都是一片空白。明明死亡離孩子和年輕人那麼遙遠，他們卻在沒有犯錯，也沒有任何病史的情況下，突然迎接了死亡。

「人生是B（Birth，誕生）和D（Death，死亡）之間的C（Choice，選擇）。」正如沙特*的這句話，生與死如此靠近，我們只是活在兩者之間，做出一連串的選擇。如果今天是最後一天，你會選擇怎麼過呢？如果明天不像每天升起的太陽一樣來報到，如果今天眞的是你人生中的最後一天，那麼這一天，今天，一定格外珍貴、深刻。你的人生選擇也一定會有所不同。希望今天不會讓人後悔，希望在死之前，不留下「早知道就試試看了」的後悔。

希望我們都能把每一天，都過得像最後一天。

---

* Jean-Paul Sartre（1905 - 1980），法國哲學家、作家，存在主義的代表人物。

我們一直都是這樣做

最危險的一句話是：我們一直都是這樣做。

——葛麗絲・霍普*

最近新聞上很常看到非法僱用、非法錄取的報導，讓我心想韓國真的變了很多。以前如果有公司不公開招聘，從認識的人之中找員工，或即使公開招聘卻早已內定人選，大部分的人對這兩種情況都見怪不怪。然而，現在卻成了大眾關注且迫切想解決的問題。這樣的轉變讓我感到既新鮮又新奇。

雖然時代出現改變，但護理師界有時卻讓我覺得，我們彷彿還停留在一九〇〇年代。目前，許多護理師為了讓這份職業變成專業且獨立的類別，已將「看護員」

這個名稱改爲「護理師」；護理學校爲了公平，也全部變更爲四年制的專科大學；同樣的，學校嘗試用「翻轉教育」等各種方法，教導我們獨立處事。然而，只要踏入臨床一步，馬上就會發現現場的人們根本還沒意識到問題所在，只是說著「我們一直都是這樣做」，反倒抱怨起改變「很奇怪」。看著那些人的模樣，我心中只能想著：「唉……看來臨床沒這麼容易改變。」

在一個本該是歡天喜慶的節日，某間大醫院的護理師自殺了。由於和護理界有關，我身邊也有許多人詢問、討論。該護理師的男朋友在自己的社群平台上傳了一篇文章，講述護理師的工作條件雖然辛苦，但更苦的是女朋友不斷飽受被「釘」的經歷。這件事也因此成了大眾的話題焦點，還有人發表這種評論：

「即使如此，資深的還是要釘資淺的啊，要被釘才會成長。」

---

* Grace Hopper（1906 - 1992），世界最早的女性工程師之一，培育了許多程式語言專家，被譽為「不可思議的葛蕾絲」（Amazing Grace）。

但是，我想問問讀了這篇文章的人，是否眞的認爲要被釘才會成長？大家都是成人，以這個年紀而言，只要一、兩句話，就足以讓對方知道自己犯了什麼錯，難道你們也認爲，非得要說出那些貶低人格、傷人自尊的話，對方才聽得懂嗎？

很多護理師認爲，加護病房的工作太辛苦，紛紛想要辭職。有一天，和我一起工作的同事覺得自己快要累死了，於是去找護理長諮詢。

可是，這個消息一傳開，就有人說：

「以前還更誇張呢，最近已經算好命的嘍。」

「那種話有什麼關係？上司說那種話也還好吧？不是嗎？」

大家可能眞的是這麼認爲的，但是世道在變，生活在那個圈子的我們，認知也在改變。

以前，服務業崇尚「顧客至上」，百貨公司員工、電話客服等相關行業的人，即使被客人辱罵也不覺得有問題，但現在職場上人們也認同「人格需要受尊重」的平等觀點，漸漸地想要立法規範，希望允許員工遇到顧客出言辱罵時，可以提出充分警告，並採取對應處置。

然而，即使社會在改變，那些人還是不斷地說著「以前更誇張呢」，在我眼裡，只覺得他們如此強求活在現代的人接受舊時代的惡習，是非常自私的行爲。這些問題以前就存在，現在好不容易一點一點在改變，明明自己也會抱怨，卻又認爲改變一定不好，還眞是諷刺呢。

雖然到目前爲止，自己都是這樣走過來的，但是，難道不能跟著改變的步伐，一步步變好嗎？我相信大家都擁有這樣的雅量和期許，也希望大家都能對這個問題更敏感一點，共同爲護理師打造一個適合工作的環境。

+ + +

還有一件事我到現在都還不能理解，就是大家普遍認爲醫師和護理師之間存在上下關係，因此都不喜歡護理師主動提出意見。由於加護病房大多是重症病人，護理師必須時常透過電話向主治醫師報告，若狀況緊急，也會依口頭醫囑執行治療。

有很多情況需要使用緊急藥物，或是當病人痛到不能忍的時候，也會使用麻醉性鎮痛劑，因此病棟總是會定期清點重要藥物，也經常備有緊急藥品。如果醫師開立的是口頭醫囑，就必須在施行治療後的二十四小時內，另外取得主治醫師的書面醫囑。

有一天，某位病人的狀態不太好，我向主治醫師報告後，他叫我給病人幾安瓿的藥物。我怕聽錯，所以又向他確認一遍：「醫師，您是說給〇〇〇病人╳安瓿的藥物對吧？」我才問完，主治醫師就突然發飆：「我說╳安瓿！你是沒聽清楚嗎？」接著我說：「我只是以防萬一，想再確認一次，請您開立醫囑。」掛了電話之後，主治醫師必須在二十四小時內開立醫囑，可是時間一分一秒過去，他就是不開。但如果護理師不斷聯絡醫師催促醫囑，經常就會被不耐煩地掛斷電話。

有一次，我和在其他醫院工作的同學見面，她說曾因爲催促主治醫師開立醫囑，醫師竟然跟她說：「那種小事你自己不會看著辦嗎？」可是，開立醫囑是護理師的工作嗎？要治療又要照護病人就夠忙了，處理完一整天的工作，還要因爲醫師不開立醫囑，最後得打開醫師的作業視窗自己弄。

開立醫囑本來就是醫師該做的事，拿忙碌當藉口，開立口頭醫囑後又不開立書面醫囑，搞得護理師經常得自己處理。儘管我們一直向資深護理師反映這個問題，但始終沒有獲得改善。因爲一直以來都是這樣，所以不會改變。明明是問題，卻不承認是個問題。

最後，這類事件爆出了新聞，成爲人們的議論話題，大家的觀念也因此逐漸改變，然而，我認爲需要改變的地方不只如此。當類似的問題被提起時，希望大家不要又用「我們一直都是這樣做」就想粉飾太平，而是能在問題擴大以前，慢慢地、主動地去改正。

那種人也是少數啊

「你這樣很難在社會上生存耶。」

那到底要怎麼做才行？拍馬屁？別人怎麼說就怎麼做？還是人前打哈哈，人後捅一刀呢？你認爲的「在社會上生存得很好」的基準是什麼呢？這個基準又是誰定下來的呢？

沒錯，從他人的基準來看，我是眞的很不懂處世之道。臉上藏不住討厭，就算不願表現出來，旁人也都看得出來。既然如此，我乾脆直白地表現出我的情緒。當然了，這一定會帶來後遺症。如果我有話想對A學姊說，在我們面對面之前，其他護理師就開始「釘」我了。嗯，也就是說，就算我做的事沒那麼嚴重，他們也絕對不會放過我，任何一件瑣事都會受人指責。隨之而來的副作用就是我對自己所做的一切自信盡失，有時候也會這樣想：「原來大家都討厭我。」但就算是這樣，我也無可奈何，自己惹出來的事，只能自己負責了。如果被責備，就當作是更上一層樓的機會。本來不用小題大作的事情，只要受到指責，自然就會修正失誤，自己再去尋找答案，去想著該怎麼做才可以做得更好。

我的個性如此，所以在職場上不容易融入群體。如果大家聚在一起罵某個人，我就會很不自在。大家都經歷過新人期，沒有人一開始就可以把工作做得很好，可是大家卻一副自己從沒當過新人似的，把某人的失誤搬出來揮刀亂砍。那些罵人的人，她們難道眞的從未失手，把事情都做得很完美嗎？就算她們做得比資淺護理師好，這也是當然的，然而，即便如此她們還是會犯錯，畢竟世界上沒有完美的人。我不懂，她們爲什麼不想想自己的缺點，反而要助長挖苦人的氣氛，把人逼到難以承受的角落。我和她們沒有共鳴，自然也難以融入。有時候不說話，只做自己的工作很自在，也因此，我默不吭聲埋頭工作的時間就越來越多了。

有一天，我和我僅存的一位同期同事吃著宵夜，一邊討論未來的方向和夢想。既然一起工作，當然也少不了醫院的話題。我經常和她聊天，也受到了她許多影響，然而我們的個性不太一樣，很多時候我們的想法和判斷的觀點都不一樣。剛開始我對這件事會有些不自在，不管聊什麼，我和她都沒有共鳴，彼此的想法總是不同。不過，隨著時間過去，同期只剩下我們兩個，在聊著彼此觀點不同的地方時，竟也發現許多有趣之處，對我來說，她是個很好的刺激。

我和她一起吃烤肉，一起聊天，聊到了我心中認爲這份工作最辛苦的事情。我是個想到什麼就說什麼的人，所以常被人討厭，可是她不一樣，總會把想說的話忍下來，反而回過頭從自己身上找到問題。她的方法有智慧多了。她認爲，只要過了新人期，辛苦的階段一定多少都會過去。的確，工作是比較順利了，但人際關係仍然很難。日子一久，我的思考方式和價值觀也漸漸改變，有時候我會想：「我眞的很不會做人嗎？」別人口中「在社會上生存得很好的人」都是那樣嗎？我向她吐露這個煩惱，而她的話語帶給了我莫大的力量。

「那種人也是少數啊。」

起初我不懂這是什麼意思，和她吃完宵夜回到家後，我靜靜躺在床上，一直在腦海中想著這句話。因爲我無法融入群體，常常會覺得尷尬。因爲無法融入，又會讓我覺得自己是「少數」，但仔細想想，和那些因爲不適合而離開的無數人相比，「在社會上生存得很好的人」確實是「少數」，端看我們從哪個角度去看而已。

在那之後，雖然工作的情況還是一樣，但我的心境不同了，變得更自由了。如果你也覺得辛苦，覺得和我有一樣的問題，就試著想想這句話吧。

「他們也是少數。」

保持適當距離

護理師的休假和上下班之間，沒有明確的界線，我們總是忙著照護某個人，即使過年過節也無法好好休息，但如果就這樣讓節日過了，也是有點可惜。我想著，自己還有多少時間能和奶奶爺爺見面呢？於是又確認了班表，節日的最後一天我值晚班，之後就有兩天休假。於是，結束了辛苦的工作之後，我回家小睡了一下，一起床就開車前往奶奶家。我擔心抵達的時間太晚，心裡不免有些著急。

才剛上高速公路，我就連續打了好幾個哈欠，或許是還沒完全從疲勞中恢復吧。一開始我腦袋只是想著得快點抵達才行，所以開得比平常還快，緊緊跟著前面車子的車尾。因爲全神貫注在前方行車，我完全沒注意經過了哪個休息站，路上風景如何，是不是出現了晚霞。只顧著加快腳步的我，也好奇到底縮短了多少路程，便看了一下導航的預定抵達時間。

「咦？怎麼回事？我開得比平常快，可是也才快三到五分鐘而已？太扯了。喝杯咖啡再繼續趕路吧。」我邊想邊開進了休息站。我喝著咖啡，環顧四周，這時才真的醒了過來，接著重新踏上回奶奶家的路。

這一次，比起開快車，我決定按照自己的速度慢慢開，和前車保持適當距離。這時，路上的風景才映入了我的眼簾。我看到了晚霞，看到了四周的風景，聽著歌一起唱，整個人都輕鬆了起來，心情被徹底療癒。當我想著快點抵達奶奶家時，只想開得比現在快，所以神經緊繃繃的，可是當我發現再快也不過才幾分鐘而已，那就不如按照我自己的速度慢慢來吧，於是開始享受起我喜歡的事物。我的內心不再緊張，反而感謝起每件事，感謝能在絕佳時機看到晚霞，在休假日能去看奶奶，感謝我可以健健康康，沒有受傷病痛地工作。

有一次我去聽演講，現場座椅排得相當密集，坐在前面給人的壓力很大，所以我找了個中間靠後的位置坐下，等著演講開始。聽眾一一入座，就在演講開始的前一刻，有個人坐到了我正前方的位置。因爲前後距離太近，我前方的視野完全被擋住，一點也看不到前面。就算台前有大螢幕，也因爲被擋住而完全看不到，最後，整場演講我都只聽得到聲音。如果大家坐得沒這麼近，保持適當距離，或許至少還可以看著大螢幕吧。

人和人之間保持距離是很重要的一件事，我就曾切身感受到日常生活當中距離的重要性。就算是家人，但因爲我們不一樣，有時候也會需要保持距離，承認彼此之間的差異。又或者，即使是面對可以向她展現一切的朋友，她也不需要對我的一切都全盤接受。你我之間留有距離，才能一起走一輩子。

那麼我和自己之間呢？當我和自己保持距離的時候，才有時間去認識、思考眞正的我，思考我喜歡什麼，想做什麼，什麼時候會感到幸福，想成爲什麼樣的人，在什麼情形下會覺得辛苦而落淚。

任何人都想變幸福，我也在思考幸福究竟是什麼。在好公司上班應該會變幸福吧？賺很多錢就會變幸福吧？雖然想了許多諸如此類的事，但當我眞的實現這些，會不會反而覺得自己像個一無所有的人，一點也沒有變幸福？反而因爲敏感，而老是不耐煩？當我開始煩惱到底爲什麼，才試著和自己保持一點距離，並且檢視自己。「我什麼時候會感到幸福呢？」其實這個問題不需要多麼偉大的答案。當我吃著想吃的東西，買了想買的東西，和家人邊吃水果邊看電視，就是最幸福的時刻。至於「我想要什麼？」的問題，比起安於現況，我更想要的是經過認眞的思考，付諸努力後所得到的成就感。最近，當我捫心自問，自己摸索答案後，就會想到「原來這就是幸福啊」。即使只是走在路上，輕拂而來的微風也會讓我心懷感恩，感謝我可以感受這股風。

＋　＋　＋

當我和自己保持適當距離，觀看自己的時候，最感到驚訝的是那個在我心裡被認定「不可以像她一樣，不可以學她」的人。我是討厭她的，我並非只是單純想著「我才不要跟她一樣」，而是認眞的討厭那個人。但或許我身上也藏著那個人的樣子，只是自己不想承認罷了。然而，那個人可能也有自己的理由和故事，她也可能只是爲了在這險惡世界活下去，而學到了自己的生存法則。當我這麼一想，對她的厭惡也就縮小了。雖然我仍然覺得「我才不要跟她一樣」，但也領悟到我該做的不是討厭，而是承認。

當我和自己保持距離，我希望能自己安慰自己。重要的是了解自己，好奇自己的狀態，向自己問聲好。就像偶爾站在第三者的立場，自問自答，一點一滴了解自己覺得重要的事，以及往後的自己想過什麼樣的生活。還有，我希望能和自己想隱藏、不願面對的傷痛和平相處，提高我和自己之間的溫度。

今天也為了爭取最多時間而奔走

最忙的人最有時間。

——亞歷珊卓・菲內

「看您跑來跑去，忙得暈頭轉向的，一定很累吧？」

這是一位看著我忙碌奔波的老奶奶對我說的話，她是我的一位病人。

有句話說：「你如何使用自己的一天，你的未來就會隨之改變。」如果專注在某件事上，有時候兩小時就好像一分鐘一樣；在感到迫切的時候，一分鐘也會有兩小時的感覺，對吧？今天，我也爲了正步步靠近死亡以及飽受病痛折磨的人，不斷奔波著。

在加護病房，如果有病人心跳停止，就要馬上施予CPR，有一個人要按壓胸部，另一個人要準備氣管內插管，還要有人廣播 Code Blue，並馬上打電話向主治醫師報告。醫師一到，就會開立口頭醫囑，接下來每三分鐘就要施打一次腎上腺素(epinephrine)——所有處置幾乎都在一分鐘內發生、完成。爲了拯救即將熄滅的生命，我們必須將一分鐘膨脹成好幾倍來使用。

若病人意識不清，或因腦溢血等理由導致無法移動的話，加護病房的護理師就必須成爲他的手腳。若病人無法自行進食，護理師就要一湯匙一湯匙，連同小菜、湯，一一放入病人口中。如果病人戴著太多機器無法下床，哪怕是一口水，護理師也要幫病人倒。

有一天，我正在餵一位意識清楚，但是手不方便的老爺爺吃飯。「爺爺，您嘴巴要張大，啊——我要餵您吃飯哦。」我一邊說，一邊把盛著滿滿飯菜的湯匙放入老爺爺的口中。在他咀嚼的同時，我先把飯菜放到湯匙上，再回頭確認之前處理的事情是否有做好。

「我要喝水，口好渴。這次不要冰水，我要熱水。」隔壁床的老奶奶說完，我回了一聲：「等一下唷。」然後確認老爺爺嘴巴那口飯吃完了沒，他快吃完的時候，我又餵了一口，便趕緊去倒熱水。老奶奶連喝一口水都很辛苦，就算裝在有吸管的水瓶，她也沒力氣吸。於是我只能一邊餵一口飯給老爺爺，一邊餵一口水給老奶奶，就這樣來來回回。

+ + +

加護病房的病人無法使用廁所，因爲他們的重症度高，通常都戴著許多儀器，吊著滿滿的藥物，所以很難移動到廁所，必須包尿布或使用簡易便盆。清理這些東西，也成了護理師的日常。

如果病人處於意識不清狀態，或是拿掉生命維持裝置就會有危險時，在家屬同意下，我們必須爲病人綁上約束帶。病人無法移動，所以我們也必須仔細觀察病人，爲他們處理需求。此外，無法移動的人，如果長時間都以同一個姿勢躺著，就容易生褥瘡，甚至深可見骨，所以也需要幫他們翻身。從頭到尾，我們都必須一一替他們打理。

加護病房每個小時都要檢測病人的生命徵象，若是病人體內的氧氣或血壓無法維持在正常數值，或是心跳異常，都必須及早發現並立刻處理。按照主治醫師的醫囑來進行治療時，一小時眞的就像十分鐘一樣呼嘯而過，等該做的事情都做完後，又會回到確認生命徵象的時間。簡單來說，就是所有的工作再來一次。

爲了不要錯過黃金時機，我們只要發現任何細微的異常徵兆，都必須告訴主治醫師，讓病人得以及時治療。爲了察覺這些異常徵兆，有時候下了班還是得硬生生睜開沉重的眼皮，看書苦讀。**今天，我也仍在加護病房認真奔走，為了替生命殆盡的病人多爭取幾個小時，不，是為了讓家屬做好和病人做最後道別的心理準備，而拚命爭取那短短的幾分鐘。**

黑暗中的一道光

結束了晚班，走在回家的路上，平常喜歡看天空的我，今天看見了幾顆星星，順道觀察了月亮長什麼樣子，手上提著滿滿的零食回家。

還是新人時，我曾經因爲討厭這種黑暗而考慮過辭職。值早班的時候，我很不喜歡太陽還沒升起就摸黑上班，太暗了，連人的臉都看不清楚，只看得到形體。在這個時間上班，總讓我倍感威脅。

不只早班如此，晚班下班時，四周皆是一片黑暗，值夜班時，世界也是黑壓壓的一片。這時如果有人從後方走來，我就會帶著懷疑的眼光盯著他看，下雪或下雨的日子尤其可怕。沒有光，不只看不清楚，連聲音也聽不清楚，讓我感覺短短三分鐘的上班路程好遠好遠……

一個月有六到八次的夜班，每次下班一回到家，我就會先把遮光窗簾拉起來，別人是早上上班，我卻得早上睡覺。整夜工作下來，全身都像被人壓著一樣沉重，連走一步都覺得辛苦，彷彿我的腿不是我的，上面掛了秤砣一樣。洗完澡後，我躺上床，閉上眼睛，爲了適應窗簾營造出來的黑暗，我一邊催眠自己現在不是早上，是晚上，一邊慢慢入睡。

時間就是最好的良藥，漸漸的我也越來越習慣那些黑暗，對沒有光的生活更熟悉。待在家裡的時候，比起燈火通明，拉起遮光窗簾、開著檯燈更能讓我感到寧靜自在，或許是因爲遮住了許多東西，讓我覺得更安穩吧。正當我和黑暗漸漸成爲了朋友，某天早班的路上，我看到月亮和太陽同時掛在天上，似乎透露了些許神祕。在那之後，我便養成每天上下班特別留意天空的習慣。

「今天的星星看起來比較多，而且是新月呢。」

「哇，今天的月亮眞的好大，是滿月。那顆星星怎麼和其他星星的顏色不一樣？」

「今天的月亮披著一件薄雲，哇，好有感覺。」

下班的時候抬頭望著夜空，是我整理辛苦一天的獨門方法。月亮和星星在漆黑的天上散發光芒，用那微弱的光線照耀著這個世界，我認爲這是一件很神奇的事。彷彿月亮和星星在這被黑暗哄睡的世界上，只照映著重要的事物。

突然，這個想法在我腦中一閃而過。醫院本來就有因生病而來的人，也有因故送來急救的人，尤其在加護病房，很多病人都是意外或急重症而緊急送來的。病人躺在加護病房，不能和家人在一起，就像與世隔絕一般。他們不能下床，心中一定百般無奈，就像從死亡的最前線出發，準備通過黑暗的隧道一樣。或許，醫護人員的角色就是成爲那漆黑隧道中的一道光吧？就像月亮和星星高掛天空，照亮黑暗的世界一般，我們能做的也只有在黑漆漆的地方開著手電筒，和病人一起同行。

有人在嗎？

加護病房裡意識不清的病人常常會有暴力行爲，或是扯掉維持生命的裝置，因此通常我們會在家屬同意下，讓病人使用約束帶。我們每兩個小時就要確認一次他們的意識，問他們知不知道這裡是哪裡、今年年紀多大。

「把我放開！拿刀過來！」

一名病人突然尖叫，喊著要離開加護病房。

「這裡是哪裡？」

「這裡？城南！幫我解開！拿剪刀給我！」

「現在你在醫院接受治療。」

「醫院？我爲什麼要來醫院，我不用接受治療，沒關係！」

病人一直堅持，連自己爲什麼在醫院接受治療也不知道，即使我不斷告訴他，他也不願承認。如此一來更不可能爲他解開約束帶了。他明明在禁食中，卻不知道哪裡來的力氣，常常靠蠻力把約束帶扯斷，每當他快要從床上掉下來，或是扯掉了身上的生命維持裝置，護理師就會趕緊跑上前，他卻總是看到什麼就拿起來，不斷威脅大家。

＋　＋　＋

我負責的一位病人因爲每天喝酒，有陷入ＤＴ的危險而來到加護病房。他可以正確回答出這裡是哪裡、今天幾月幾號、現在是什麼季節、總統是誰等等問題。我在他前面用電腦工作的時候，他也常常會和我開玩笑，狀況算是很不錯。像這種意識清晰的狀況，我們就可以再觀察一下，不一定要用上約束帶，除非有症狀出現。雖然他常常去摸打過針的部位和尿管，讓人有點擔心，但是我都會跟他說絕對不可以拔掉，因此也就沒有多在意。

有一次值夜班時，我因爲肚子痛暫時離開崗位，卻在外面聽到一陣喊叫：「放開我！我說放開我！出去的門在哪裡？」聽起來情況很不妙，我邊跑邊想：「到底是哪位病人？應該不是我的病人吧？」正當我這麼認爲時，啊，就是我那位病人！明明剛才他的意識還非常清晰，所以我更是不知所措了。

看到病人的時候，他已經把尿管和注射針頭全拔掉了，渾身鮮血直流。通常放完尿管，我們會將氣球充氣固定在導管末端，如果沒有拿掉氣球，靠蠻力拔掉導管的話，就會造成內部撕裂受傷。狀況來得過於驚愕，我趕緊詢問現場同事，她說是病人突然把所有裝置都拔掉，一下子就跳下床，根本無法掌控。

病人是男性成人，就算好幾位護理師貼上去，也只是挨打，無法壓制。於是我們聯絡了醫院外聘的警衛隊，在他們抵達前，護理師的任務就是負責保護病人，不讓任何意外發生。

加護病房的病人服和一般病房的不同，像是照大腸鏡時穿的衣服，褲子的臀部部位挖空，上衣也必須扣好扣子。由於褲子穿不到腰的高度，他只能一隻手抓著褲子，另一隻手威脅著大家不要靠近。加護病房正對著手術室，兩個地方之間的走廊上有很多道門，他就這樣慢慢縮小自己和護理師的距離，然後打開最近的門跑了出去。走廊上有通往階梯的門，有男士洗手間、餐廳、家屬休息室、手術室內更衣室，以及加護病房內護理師室等許多門，他在這些門當中徘徊，找不到出去的路。我心想現在是個好時機，繼續跟他說著話。

「您知道這裡是哪裡嗎？」

「不知道，這裡是哪裡，你們爲什麼要這樣對我！」

一下子就來了，病人開始出現DT症狀。

「您不先穿褲子嗎？我拿褲子給您。」

「不用！出去的門在哪裡？」

「出去的門眞的很多，我也不知道該往哪裡去，我拿褲子給您。」

「我叫你告訴我們在哪裡就好了！」

「如果您就這樣跑出去，其他病人和家屬會被您嚇到的，這件褲子給您。」

我不斷跟他說話爭取時間，當我靠近他，遞給他褲子時，他朝著手術室跑了過去，那時是凌晨，手術室的門被鎖上，不知所措的他只好隨便捉了一個門把就進去。那扇門寫著手術室女子更衣室，我們想要開門，他卻在裡面緊緊抓著門把，不讓我們打開。這樣也好，我心想，與其跑到外面對他人造成威脅，不如就這樣多拖一點時間，警衛隊馬上就會來了。

突然之間，這場門把之爭平息下來，不知道發生什麼事，恢復室的護理師同事從窗戶探進頭察看，沒想到，女子更衣室和手術室相連，只見病人向著一片黑暗的手術室盡頭，跑下樓梯去了。

同事和我互看一眼，兩人都是一臉「完蛋了」的表情。我從另一邊的樓梯往下，同事則從病人的樓梯走，每下一樓，我就會到每一間病房詢問有沒有看到病服背後鏤空的男人跑過去，到了一樓，我和同事已經碰上了，卻都沒有找到那位病人。

我們就這樣在整間醫院裡跑來跑去，茫然若失地又回到了醫院本館，突然，我們看到了打著赤腳的他，儘管看起來就像其他病人一樣毫無異狀地走來走去，但是他緊抓著褲子，怕掉下來的模樣十分獨特，同事和我交換了視線，彼此確定就是他沒錯。

正當我們靠近想抓住病人，他卻不知道從哪裡拿來了一把剪刀，朝著同事亂揮。還好同事穿著袍子，只是稍微被劃過，留下一道抓痕，沒有釀成大禍。我們就這樣和病人對峙，不久警衛隊到了，終於把他抓住。

我們把病人帶回加護病房，爲他綁上約束帶，並重新裝上注射針頭和尿管。我們也向家屬說明情況，繼續爲他治療。後來，他的神智恢復，卻完全不記得發生了什麼事。不知道是想不起來，抑或是不想記得。

這類事情比比皆是，只要有人大喊要求，我們就會下意識覺得「應該是意識不清的病人吧」，如果不是自己的病人，也無法確切知道病人的狀態是清醒（alert）、幾乎清醒（nealy alert）還是混亂（confuse），所以我們也只能帶著「負責的護理師自己會搞定吧」的想法，專注於手上的工作。

這天，一如往常，病房有人正在亂喊亂叫：「把我的手放開！哐哐哐（用腳踢床的聲音）！拿刀子給我！」但我充耳不聞，埋頭於自己的工作。時光飛逝，一下子就到了吃飯時間，所以我走進護理師室。

「有人在嗎？」
「給我水！」
「喂，請給我水！」
「我說給我水！」

雖然我聽見了呼喊聲，但是本來加護病房裡意識不清、愛亂吼亂叫的病人就很多，於是也不以爲意，自顧自地吃飯。「啊！是我的病人嗎？」和我一起吃飯的同事突然意識過來，急忙跑出去看。結果，那名要水的病人意識清醒，只是和意識不清的病人混在一起，其他護理師也分辨不出來（如果不是自己負責的病人，對於病人的狀態和是否能喝水也不清楚，無法貿然協助）。因此，那位病人叫了許久，還是沒人拿水給他喝。

負責的護理師倒完水後，回來把飯吃完，她說：「這就是加護病房的問題。就算病人扯著喉嚨要水，也只會被當作意識混亂，沒人要理他。」聽了這番話，我的心裡五味雜陳。

「我們在日復一日的情況中，變得越來越麻木，對病人已有預設立場了。」

吃塊年糕再走吧

我們醫院才剛開始做肝臟移植手術，所以問題沒多久就來了：要給哪個單位負責病人呢？醫院共有四個加護病房，ICU（加護病房）、CCU（心臟內科加護病房，Coronary Care Unit）、NCU（神經加護病房，Neurological Critical care Unit），以及EICU（急診加護病房，Electronic Intensive Care Unit），最後，院方決定由什麼科都照護的加護病房來負責，我們就這樣開始照護肝臟移植手術的病人了。大家都是第一次，雖然經歷了幾次錯誤，但一次、兩次後，隨著經驗累積，我們也漸漸熟悉。肝臟移植是許多人都在關注的手術，爲了減少失誤，我們每天都有固定的醫護人員進出，並且和病人、家屬之間建立起緊密的關係。

有一位病人，每件事情都需要人照顧。一開始他連咀嚼都很困難，沒有力氣拿餐具，必須把飯菜切得細碎才能餵食。他也無法自行吐痰，所以我會幫忙抽痰，後來他可以自行把痰擠到口中，我就用面紙把痰接起來，再拿去丟掉。謹慎起見，我還必須用眼睛和鼻子確認痰是否有血、化膿，或者是發出異味。還有，引流管是要掛負壓（negative pressure）還是繼續掛正壓，引流量一小時是多少，如果太多，代表某處可能正在出血，以及引流液是否有血，是血紅色的（sanguineous）還是淡黃色的（serous），每一件事情都必須仔細檢查。如果病人躺太久，怕他的肌肉會僵硬，我也會幫他把腳伸直、彎曲。

後來他身上的機器一個個拿掉，本來說話困難的他，可以開口請我幫忙，本來沒力氣拿湯匙，也可以自己吃飯了。身上的排液量減少，排液管也一一拿掉，最後也移除了尿管。看著他一路好轉，我們對彼此的信賴也更加篤實。等他差不多能去一般病房時，我便幫助他下床，在狹窄的病房內練習走路。最後他轉去一般病房，也順利出院。然而，時間飛逝，當我都快忘記他時，他又被送進加護病房。

出院不過才四天，就因爲小便上不出來而掛急診。我一看到他，就向他打招呼：

「好久不見！」二十四小時的透析器再度運轉起來，因爲曾經長時間住在加護病房，他看起來比其他病人都還平靜。二十四小時過去，接下來要做的是二到四小時的透析治療，他說太想吃年糕了，家屬就幫他買了年糕過來。加護病房原本是不允許攜帶外食的，但我們向主治醫師確認病人可以吃，才讓家屬帶進來。他把年糕擺在床邊桌上，只是盯著看。

「您怎麼只看不吃呢？」我問他。

「做完治療再吃吧。」他說。

透析治療的過程中，血液會被抽出，再輸回體內，所以病人經常會感到寒冷。不知道是不是因爲這樣，他把被子整個拉到臉上蓋著。我忙完手上的事，又回來看看他，發現他的臉已經從被子裡探出來了。

啊，被子和他的嘴邊都沾滿了年糕的黃豆粉。我開玩笑地說：「您不是要等透析結束再吃嗎？」

「因爲實在太想吃了，所以吃了一口。你也吃塊年糕再走吧。」他說話時，嘴上的黃豆粉紛紛掉下，然後遞給我一塊年糕。雖然清黃豆粉有點麻煩，但是他的模樣真是可愛。

+ + +

喝酒把肝搞壞的人，會因爲肝性昏迷而一來再來。上次也有一個我照顧過的病人又住了進來。他躺著，昏迷不清，身上綁著約束帶，問我爲什麼自己會在這裡，會這樣躺著，他做錯了什麼，爲什麼要這樣綁著他……我才剛值班，還沒交接，所以並不清楚狀況，也不能決定要不要幫他鬆綁。

「我上次照顧過您，您還記得嗎？」

「嗯，我當然記得，我上次躺在那裡的時候。」

「哦，您還記得呢？您知道今天是幾月幾號嗎？」

「現在？一九八〇……」

「一九八〇年嗎？」

「不是不是，二〇一八年！大概四月二十八日左右？我不知道我是什麼時候住院的。」

「今天是四月二十七日。現在是什麼季節呢？」

「現在是春天啊。」

評估後，我看他的意識已經恢復，就幫他解開約束帶，並向他說明：

「您的手臂有注射的針頭，您上次來過加護病房，應該知道吧？還有，不可以隨意下床，因爲會有摔倒的風險，這裡所有的護理師都會跑過來。」

「知道，我都知道！謝謝。」

接著，我巡視完其他病人後，就開始昏天暗地的處理例行工作。

幫他掛抗生素時，他小心翼翼地問我：

「那個……您知道我是怎麼來的嗎？」

「像上次一樣，昨天您的兒子發現您呈現昏迷狀態，就把您送過來了。」

「我這次也跟上次一樣嗎？辛苦我兒子了……」

「所以您就快點接受肝臟移植，趕快好起來吧。」

「對……我兒子真的很辛苦……我做完肝臟手術，一定要帶他去吃好吃的，真的。」

「真的嗎？我知道了！您一定要動手術哦。」

比起您帶兒子去吃一頓好吃的，我更想看到您接受肝臟移植以後，好起來的樣子呢。

一朵花

加護病房的護理師每一班至少要整理病人的位子兩次，要檢查病人有沒有生褥瘡，並且幫他們改變身體姿勢，如果有弄髒的地方就要擦乾淨，如果有排泄物，也要幫他們清理。這天，大家一如往常地在同一個時間放下手上的工作，開始巡視每一位病人。

有一位病人的肚子上擺了一朵櫻花。

這名病人接受心臟瓣膜手術後，全身狀況惡化，所以住進了加護病房。她戴著人工呼吸器，也戴著二十四小時透析器，治療了好幾個月。她身上有許多機器設備，所以身體移動受到很多限制，但如果什麼都不做，只是靜靜躺著的話，就會長褥瘡，再加上好幾個月都不能好好洗澡，不論是皮膚還是頭髮，都散發著不好聞的味道。每天，一到晚上探病時間，病人的兒子和丈夫就會來探望，她的丈夫會向我們要求很多事，看得出來非常關心她。但老實說，護理師有很多工作要做，一直被要求做這個做那個，有時候還是會覺得麻煩。

病人需要長期戴著人工呼吸器，所以做了氣切手術，沒辦法說話，只能靠簡單的手勢或眼神來傳達需求，而我只能靠著讀取她的眼神來溝通：「要我幫您把腳墊高嗎？」、「把手臂的枕頭拿掉嗎？」、「熱嗎？熱的話我幫您拿冰袋好嗎？」

我看到了那朵花，問她：「哇，這是有人拿來給您的嗎？」她的眼神似乎想說什麼，我又問：「是兒子嗎？」看她沒反應，我又問：「是您的先生嗎？」她聽了我的話，不停地點頭，笑得非常開心。她的丈夫似乎是個浪漫的人，走過櫻花盛開的路上，想到了妻子，就帶了一朵過來。他眞的非常疼愛自己的妻子。

本來醫院就不適合帶花這類的東西，但是這朵櫻花只有拇指大小，而且病人應該也很好奇現在外面的世界長什麼樣子，或許，這朵櫻花能讓她看到外面的風景，也帶給她希望吧。明年，自己一定要和丈夫、兒子一起走在櫻花盛開的路上。

人活在這個世界上，愛是重要的存在，因爲愛能爲悲劇般的現實帶來足以克服的力量。眼前這位病人，彷彿也在我的記憶中化作了一朵花。

我撐下去的力量

「因爲有你們，才有現在的我。」

在這險惡的世界裡，如果沒有這些蜜糖般的存在，或許就沒有現在的我了吧。

和我同一批進醫院的同事有七位，其中兩位做了一個月便離職了，還有一位做了三個月，而和我最要好、就住在我隔壁的朋友也在做了一年後辭職。大家都有自己的理由。

新人時期有一位和我同時進醫院、最合得來的同事，我們一樣積極進取，也會推薦彼此看過的書，當我們感到辛苦的時候，還會一起哭。只要一有空，我們就黏在一起，聊天聊到忘了時間。不管是工作還是人，她都是我最喜歡的同事。但是苦撐了這段新人期的她，有一天卻突然說要辭職，因爲這段時期對大家來說都很辛苦，我以爲只是她嘴上說說，只要哭一哭就能把這些壓力通通甩開了。

從說要辭職的兩週前開始，她就喊著頭痛，甚至還被送到加護病房。她說，有一天値班，在下樓梯的時候多希望自己跌下去摔斷腿。爲了撐下去，我也很想挽留她，但是我做不到，因爲她的生命正飽受威脅。

我又何嘗沒這麼想過呢，我也曾想著乾脆走在路上被車撞個重傷，脾氣也變得暴躁，開車時爲了一點小事就發火，買個東西也會因爲店員稍微不親切就生氣。不管自己變成什麼樣的人，都無所謂了。我沒有勇氣將自己從這種狀況抽離，但也不想因此對自己感到心寒，更不想讓父母失望，所以，我選擇的方法就是讓自己變得暴躁。可是我仍然對自己的行爲感到生氣，怪罪自己爲什麼會變成這樣，也因爲太難過而大哭。我狠狠責備自己，痛不欲生地熬過了這段時期。

可是當她告訴我要辭職的時候，我一句話也沒說。她說，一直處在這麼快速的節奏下，她的壓力實在太大了，她只是希望晚上和公休日都能休息。於是，她回到老家，找了一份符合自己期望的工作，至今，也走在她選擇的這條路上。

還有一位和我同時進醫院的同事，我們個性類似，只要遇到難過和生氣的事情，我們都同樣憋不住，有話就直說，所以我們也經常吵架。有一次在手術室要治療一位需要ＣＰＲ的病人，她負責固定 E-tube（氣管內管），我負責吊升壓劑，但同時好幾個人聚在一起治療一位病人，空間實在太過狹窄，我們便起了爭執。儘管我們在做各自的工作時會起爭執，但我們也能理解彼此的心情，所以總是很快就可以說開，是那種，越吵感情越好的同事。然而，她也因爲工作壓力太大，威脅到了自己的健康，而選擇辭職。她原本打算準備公務員考試，但是幾個月後，她說想起了在醫院的工作，又心生重回臨床的念頭。於是，她以臨床護理師的身分重新回歸，目前正在醫院的第一線內科加護病房，默默開拓自己的道路。

＋　＋　＋

一段時間過去，進來了一位資深的護理師，我和這位新來的學姊變得很熟，成爲無話不談的好朋友。休息時，哪怕時間再短，只要有辦法我們就會膩在一起。如果只有兩小時能見面，那麼我們就會一起吃一頓好吃的，忙著聊天。下班後我們也會去看電影，一邊吃炸雞，一邊煩惱未來的日子該怎麼過。然而，長期在醫院工作下來，她的內心也受了不少的傷。她說，護理師是個好工作，可是待在韓國實在太辛苦了，所以想到國外去。於是她也辭職了，全心苦讀準備到國外當護理師。

還有一位同事，截至目前爲止都還和我一樣好好地撐著，她就是比我早出書、寫下《新進護理師指南》的作家盧恩智（노은지），也是帶領我開始寫書的同事。她不但帶著我參加讀書會，如果創作遇到瓶頸，也會和我一起苦惱。不過，其實在同一批進醫院的同事中，她是我最不熟的。

我們還是新人的時候，我總覺得她老是刻意和我們保持距離，我們兩個的個性也天差地遠。我的個性是「不對就是不對，對就是對」，行動力也很強，但是她做事比較小心翼翼，與其正面衝突，更喜歡圓融迴避。一開始我們並不熟，但後來我聽她說，是因爲新人時期大家都很辛苦，如果還聽到別人說「好辛苦，做不下去了」，感覺更容易一起崩潰，所以她才刻意和大家保持距離。

現在想想，好像眞的是那樣呢。本來就很累了，又聽到別人抱怨很累，眞的會一起意志消沉吧，或許，像她那樣和我們保持距離，才是對的。和我們同時進醫院的同事已經離開了一大票，就只剩下我們兩個，所以我們也變得十分依賴彼此。隨著時間過去，我們漸漸把以前對彼此的誤會說開，現在，我們已是彼此最大的精神支柱。盧恩智作家總是能刺激我，讓我不斷成長。

有一次她出國旅行，準備要回來了，那天，我已經連續上了好幾天的晚班，一通電話打來，原來是她在旅行的時候，騎摩托車和貨車發生擦撞意外，必須去一趟醫院，沒能搭上回國班機。也就是說，隔天必須有人幫她代晚班，但因爲其他人也都在放長假，實在找不到人了。正當護理長煩惱著該怎麼辦的時候，原本預計休假一天的我就說，由我來代班吧。

於是我多上了一天班，隔天實在太累，睡得很晚。好不容易起床吃飯，護理長又突然打來，說她來上班了，可是卻說自己再也做不下去了，也不敢自己一個人回家，非得要我去接她不可。一直以來，她都在自己的崗位上默默付出，卻突然說再也做不下去，我才驚覺事態嚴重，馬上就趕到醫院。

我一打開門，就看到已經陷入恐慌的她。之前她只是假裝沒事，但如今原本強壓在心底的壓力一口氣全部爆發了。她邊哭邊說，實在不想再做了，這一切到底有什麼意義。而我，什麼忙也幫不上。

我哄著她：「沒關係，一切都會過去，還好沒有哪裡骨折，沒有地方受傷，眞的是奇蹟，讓我們懷著感恩的心吧。因爲你都沒說，我不知道你這麼辛苦，不要難過了。」她哭了好一陣子，情緒才漸漸平復。

每個人都會遭遇危機，我當然也不例外。然而，每一次她們都能做我最強力的後盾。謝謝你們默默守護在我身邊。

後記──又愛，又恨

在寫這本書之前，我一直以爲我眞的很討厭這份工作。我並非懷抱當護理師的夢想成爲護理師的，而是因爲國中開始，爸爸身體變差，家道中落，我想快點出來工作。我認爲，快點從家裡獨立才算幫到爸媽。高中畢業那時候，我申請了護理學系，也錄取了，不過大學生活眞的不簡單。爲了不向爸媽伸手要錢，我只能半工半讀，到了三、四年級，因爲實習，每天忙得天昏地暗。有一天，我和朋友結束實習後，到醫院附近的大學，假裝是該校學生在校內閒晃。這麼做，只不過是想體驗平凡的大學生活而已。

畢業之後，我進了大學附設醫院，在從來沒看過、也沒有實習過的加護病房工作，一切都是那麼陌生。我連自己的家都沒辦法好好整理，不出門的日子也不梳洗，可是我卻在加護病房幫某個人洗臉、刮鬍子，還有清大小便。我必須成爲他們的手腳，幫他們翻身的時候，卻只覺得好重。若發生需要施予CPR的狀況，做完雙手總是抖個不停。在這裡，忙碌得連上一次廁所都難，也由於一直在快步疾走和跑來跑去，雙腿也像要炸開一樣。

加護病房空間狹小，除了工作人員，其他人都進不來，因此只能和學姊以及沒有意識的病人處在一起，幾乎沒有可以說話的對象，眞的很悶。因爲難以適應，我也曾向護理長傾訴，自己無法在這裡工作，這裡不適合我。我還說過，不確定自己是討厭護理師這個工作，還是只因爲這個部門不適合我，所以希望有調到普通病房工作的機會，光是請調就申請了八次。然而，加護病房人手永遠不足，偏偏又遇到了醫院從手寫紀錄改成EMR系統的時期，在適應期無法調動部門，於是就這樣三年過去了。在這段時間，我哭了很多次，很痛苦，心裡有過無數次想辭職的念頭。我不斷告訴自己：「只要做三年就馬上辭職，辭職後就再也不要踏入臨床護理的工作。」曾經我是這麼討厭臨床護理，討厭到不讓自己有「重回臨床」的想法。

剛進醫院時，我的目標是撐三年，有了三年資歷，再到其他地方工作才會被承認，這也是事實。這是我和自己的約定。我的計畫是只做三年就爽快辭職，一邊重新充電，一邊思考未來要做什麼度日。

在準備寫書的這段期間，我回頭去看那些日子，雖然因工作而疲憊，進而憎恨臨床護理師這個職業，但也或許是我眞的熱愛這份工作，才會想把這些事情都寫下來，也應該寫下來。至今我仍然會在工作時看到連我都不認識的自己，會感到不知所措，感到挫折，感到失望，但仍然感謝有機會成長。如果我遇到的都是不痛不癢的小風浪，大概也沒機會認識我身上的這些面向了吧，不，可能連想都沒想過，日子就會繼續過下去了，別人給我什麼，我就全盤接受，就像流水一般地度日。唯有對抗驚濤駭浪，爲了活下來，在海裡划水苦撐，才能認眞思考人生的意義，我是誰，我眞正想要的是什麼，我的價值觀如何。因爲人生就一次，這輩子我想做自己想做的事，不留下後悔。

我希望護理師們不要像老一輩的人一樣被動工作、被動思考，而是爲自己發聲，堅守自己的崗位，哪怕被捲入許多風波，也不要失去了自我。我帶著這樣的期許，貪心地寫下了這些文章。希望大家都能好好成長，不要像現在的護理界一樣隨波逐流，毫無主見。我想，如果我對護理師這個職業沒有愛，或許根本不會寫下這些文章。

希望大家都能學習，並且成長，同時堅守自己的位置，然後進一步爲自己發聲，成爲堅強的人。

不要被打倒，也不要變得麻木。

野人家 208

不完美的我，照顧生病的你

在生與死共存的加護病房裡，
告訴自己「不要被打倒，也不要麻木」

무너지지 말고 무뎌지지도 말고 :
생과 사의 경계 , 중환자실 간호사로 산다는 것

野人文化官方網站

野人文化讀者回函

作者　李蓏昀（이라윤）
譯者　曾晏詩

野人文化股份有限公司
社長　張瑩瑩
總編輯　蔡麗真
編輯　王智群
行銷企劃　林麗紅
封面設計　周家瑤
內頁排版　劉孟宗
校對　魏秋綢

讀書共和國出版集團
社長　郭重興
發行人兼出版總監　曾大福
業務平臺總經理　李雪麗
業務平臺副總經理　李復民
實體通路協理　林詩富
網路暨海外通路協理　張鑫峰
特販通路協理　陳綺瑩
印務　黃禮賢、李孟儒

出版　野人文化股份有限公司
發行　遠足文化事業股份有限公司
地址：231 新北市新店區民權路 108-2 號 9 樓
電話：(02) 2218-1417　傳真：(02) 8667-1065
電子信箱：service@bookrep.com.tw
網址：www.bookrep.com.tw
郵撥帳號：19504465 遠足文化事業股份有限公司
客服專線：0800-221-029
法律顧問　華洋法律事務所蘇文生律師
印製　呈靖彩藝有限公司
初版　2021 年 1 月

歡迎團體訂購，另有優惠價，請洽業務部
（02）2218-1417 分機 1124、1135

國家圖書館出版品預行編目 (CIP) 資料

不完美的我，照顧生病的你：在生與死共存的加護病房裡，告訴自己「不要被打倒，也不要麻木」／李蓏昀著；曾晏詩譯．初版．新北市：野人文化股份有限公司出版：遠足文化事業股份有限公司發行，2021.01

272 面；13×19 公分．（野人家；208）
譯自：무너지지 말고 무뎌지지도 말고 : 생과 사의 경계 , 중환자실 간호사로 산다는 것
ISBN 978-986-384-466-2(平裝)
1. 護理師 2. 加護病房護理 3. 通俗作品

419.652　　109019213